Andreas Kienzl

Humor trotz Tumor

Besser leben mit Krebs

Unter Mitarbeit von Dr. Karin Halbritter und
Dr. Wolfgang Halbritter

Illustrationen von Herbert Loserl

UEBERREUTER

Für meine Mutter, die das Motto »Humor trotz Tumor« trotz ihrer Krebserkrankung wirklich lebt und die mir immer sagt: *»Man weiß nie, wozu man fähig ist, bis man aufsteht um es zu versuchen.«*

Hinweise für die Lektüre

Bei meinem Buch »Ein Esel, wer nicht lacht. Wie Sie die heitere Seite Ihres Lebens finden« habe ich bestimmte Fragestellungen zum Thema Humor ausführlich erörtert und an manchen Stellen dieses Buches zur Verdeutlichung einbezogen.

Da ich keine für mich befriedigende Lösung zur klaren Lesbarkeit gefunden habe, verwende ich aus Gründen der besseren Verständlichkeit die männliche Sprachform. Sätze in Büchern wie z. B. »der/die Patient/in wurde von ihrem/seinem Arzt/Ärztin behandelt« oder »will man/frau durch seine/ihre Krankheit ihre/seine bessere Heilung ...« verwirren meiner Meinung nach mehr, als sie der guten Sache dienen. Ich bitte alle Leserinnen um ihr Verständnis.

ISBN 3-8000-7168-1

Covergestaltung: Maria Schuster, nach einer Idee von Andreas Kienzl
Coverillustration: Evamaria und Thomas Marik

Druck: Druckerei Theiss, A-9431 St. Stefan i. L.
7 6 5 4 3 2 1

Ueberreuter im Internet: www.ueberreuter.at

Inhalt

»Mitten im Winter habe ich einen unbesiegbaren Sommer in mir entdeckt.«

(Albert Camus)

Vorwort

»Humor trotz Tumor« klingt vielleicht im ersten Moment zynisch, weil Krebs trotz aller medizinischen Fortschritte nach wie vor in unseren Köpfen Angst und Schrecken auslöst und vordergründig mit Humor wenig zu tun hat. Aber aus eigener leidvoller Erfahrung muss ich Ihnen sagen, dass der Titel den Tatsachen entspricht. Ich weiß zwar nicht, ob Humor und Lachen heilen können, aber in Kombination mit all dem, was die moderne Medizin leistet, und einer guten psychischen Bertreuung lindert es den Schmerz und die Angst ungeheuerlich. Unser Leben ist während der Krankheit, weiß Gott, ernst genug.

Deswegen bin ich auch wieder mit meinem Programm »Lachen macht gesund« unterwegs. Es ist für mich immer berührend, wenn Menschen nach der Vorstellung zu mir kommen und mir sagen: »Herr Hackl, auch ich bin krank, mir geht es zeitweise wirklich nicht gut, aber es tut mir so wohl, einmal für einige Zeit aus dem Fluss der negativen Gedanken auszusteigen.« Daher mache ich auch gerne mit Dr. Kienzl, Dr. Karin Halbritter, Dr. Wolfgang Halbritter und den fabelhaften Clowns die Podiumsdiskussion »Humor trotz Tumor«: Ich finde, es ist eine wunderbare Idee, Information, Entspannung, Lachen und Humor zu verbinden.

Viel gab es für mich in meiner schweren Zeit der Krebserkrankung vorerst nicht zum Lachen, vor allen Dingen fehlte mir die Geduld, die ich in meinem Beruf durchaus besitze. Man darf nicht vergessen, auch die Mitmenschen, die Verwandten und Ärzte brauchen Geduld um uns zu pflegen. Erst mit meiner Tochter habe ich dann wieder begonnen, herzlich zu lachen, denn Kinder sehen das Leben und den Tod auf eine gänzlich andere Art als wir Erwachsene. Wir können so viel lernen von den Kindern. Nehmen wir das Schicksal nicht zu schwer und freuen uns, dass wir am Leben sind.

Irgendwie ist ein Wunder mit mir geschehen. Viel geholfen hat mir mein Wille, mein Humor und die Möglichkeit, über meine Situation zu sprechen. Ich hatte zeitweise kein Selbstvertrauen mehr, dafür aber völlig neue Erkenntnisse in der Liebe, der Toleranz und im Bewusstsein. Um wirklich glücklich zu sein braucht man vielleicht eine Aufgabe, einen geliebten Menschen und eine große Hoffnung. All dies hat man mir geschenkt. Plötzlich habe ich erkannt, dass es im Leben ganz andere Wertigkeiten gibt, als man oft denkt. Es ist nicht mehr wichtig, nach etwas zu streben, »etwas zu werden«. Die Sichtweise verlagert sich und das ist gut so. Es gibt ein Kinderlied, da singt jemand: »Es könnte noch schlimmer sein.« Das klingt in manchen Ohren vielleicht einfach, es ist aber gerade deswegen so wahr.

Also genießen Sie Ihr Leben im Kreise von lieben Menschen, die Ihnen nahe stehen. Ich bin durch die Krankheit ein anderer Mensch geworden, alles hat sich verändert und vieles sehr positiv, trotzdem es oft wirklich schwer für mich war. Vielleicht haben auch Sie diese unbegreifliche Erfahrung gemacht. Ein Gefühl habe ich immer wieder ganz stark gehabt: Ich will leben!

Ich wünsche diesem Buch, dass es oft und viel gelesen wird – es ist für mich einer der wichtigsten Beiträge in der letzten Zeit.

Ihr
Karlheinz Hackl
Wien, im Jänner 2006

1. Einleitung

»Endlich wieder einmal herzlich lachen und nicht weinen, den Schmerz, die Wut herauslachen, das war ein so herrliches Gefühl. Ausweinen, das habe ich gelernt und geglaubt, es hilft mir. Ich kann nicht mehr weinen. Wein dich ordentlich aus, das habe ich als Kind immer gehört. Aber es hat mir nicht geholfen, ich bin immer mehr in ein seelisches Tief geschlittert. Deswegen bin ich zu Ihnen gekommen. Alle begegnen mir mit Vorsicht, mit Angst, mit Hilflosigkeit, mit trauriger Unsicherheit«, sagte meine Klientin Astrid zu mir. Sie hat Krebs in einem fortgeschrittenen Stadium. »Mein Körper, meine Seele fühlen sich so frei wie schon lange nicht mehr. Krebs ist nicht nur traurig!«

Obwohl bereits Sigmund Freud, Alfred Adler und besonders Viktor Frankl und Frank Farrelly dem Humor eine außergewöhnliche therapeutische Wirkung attestierten, blieb er leider ein Nebeneffekt in der Therapie oder wurde bestenfalls als Lektüre bis ins Wartezimmer vorgelassen. Auch uns im »Team für ganzheitliche ambulante Onkologie« zeigt die Erfahrung mit therapeutischem Humor, wie viel mehr an Herausforderung Klientinnen und Klienten zugemutet werden kann, wenn es humorvoll und einfühlsam geschieht. Und welche positive Auswirkung auf die Patienten damit verbunden ist. Therapeutischer Humor als Lebenshilfe darf daher nicht als taktlose oder unbekümmerte und oberflächliche Intervention verstanden werden, sondern als eine überlegte und bewusste Strategie gegen die Erkrankung, auch gegen Krebs. Jeder Dritte wird laut Statistik im Laufe seines Lebens einmal an irgendeiner Form von Krebs erkranken. Ca. 34.000

Österreicher erkranken jährlich an Krebs, in Deutschland sind es rund 395.000. Die Fortschritte der Medizin haben bei vielen Krankheitsbildern, die als unheilbar galten, sehr hohe Heilungschancen bzw. stark verlängerte Überlebenszeiträume erreicht. Aber immer mehr Patienten machen trotzdem die Erfahrung, dass die teuersten Medikamente und die besten Therapien allein nicht helfen, weil ihre Seele laut um Hilfe schreit. Aus ganzheitlicher Sicht ist daher die psychologische Betreuung der Patienten bei der Behandlung und der Nachbehandlung ein entscheidender Aspekt für die Lebensqualität.

Schon Hippokrates ermutigte Mediziner, sich vor ihren Patienten fröhlich und heiter zu geben, denn Humor ist ein Teil der menschlichen Persönlichkeit und wichtig zum Ausgleich negativer emotionaler Erfahrungen. Humor verträgt sich absolut nicht mit dem Gefühl von Hoffnungslosigkeit und Hilflosigkeit. Und genau da setzt die Humortherapie an und zeigt, dass Humor und Tumor keinesfalls Gegensätze sein müssen. Im Gegenteil: Humor ist die geniale Anlage, die wir Menschen haben, um schwierige Lebensphasen und die damit verbundenen Ängste und Enttäuschungen besser zu verarbeiten. Therapeutischer Humor schafft einen heilsamen Abstand zu seelischen und körperlichen Problemen und dadurch entwickeln sich für den Patienten ungeahnte Kräfte, Ressourcen und völlig neue Perspektiven zur Krankheitsbewältigung.

Die wissenschaftliche Forschung der letzten Jahre beweist die heilsame Kraft des Lachens. Und genau das ist die Basis, auf der Humor in der Therapie zu einer resilienten Eigenschaft wird. Resiliente Eigenschaft? Was ist Resilienz? Resilienz ist die Fähigkeit, negative Gefühle in positive Emotionen umzugestalten, sich zu wehren, Schwierigkeiten zu meistern, Rückschläge auszuhalten und vor allem die Wunden der eigenen Seele zu heilen. Dass die psychische Verfassung für den Verlauf einer Krebserkrankung eine beachtliche Rolle spielt, ist inzwischen auch Skeptikern klar geworden und vielfach wissenschaftlich untersucht. Aber leider ist es in der Praxis noch immer so, dass die psychische Befindlichkeit der Patienten nicht ausreichend berücksichtigt wird.

»Welche Motivation, welche Vision brauche ich, um mit einer schweren, vielleicht sogar lebensbedrohlichen Krankheit umzugehen? Wie nütze ich sozusagen die Chance meines ›zweiten‹ Lebens?«, fragen mich meine Klienten. Welche Vision braucht ein Mensch überhaupt, der wie Sie, liebe Leser, vielleicht Unglaubliches erlebt hat, um sein Schicksal zu verkraften? Welche Motivation und welche Suggestivkraft, um die Erlebnisse rund um die Krankheit zu verarbeiten? In der Form zu verarbeiten, dass es nicht nur ein Weiterleben gibt, sondern Lebensqualität oder – noch besser – Lebensfreude und Lebenslust? Wie schaffe ich nicht nur ein »Weiterleben«, sondern auch ein »normales« Leben mit Familie, Kindern, Beruf, Hobby und Sport und was auch immer zu einem normalen Leben gehört?

Was macht man, wenn man vielleicht gerne geraucht hat, ein oder auch mehrere Gläschen getrunken hat, wenn man gerne und vielleicht auch viel gegessen hat? Hört dann alles auf, was einem Spaß gemacht hat? Konzentriert man sich nur mehr auf die Krankheit und was man alles falsch machen könnte? Wie verarbeitet man alle diese zwiespältigen Gefühle? Der Mensch ist eben ein Gewohnheitstier: Wie geht man mit den ständigen Appellen um, wenn Ärzte sagen: »Das dürfen Sie nicht und das dürfen Sie nicht und das ist in jedem Fall zu unterlassen«? Und dasselbe machen ja auch Angehörige, die zu Recht besorgt sind, die – ähnlich wie eine Mutter nur das Beste für ihr Kind will – auch nur das Beste wollen und

manchmal dadurch sehr nervig sein können. Die aber trotzdem vom ersten Tag an einer der größten Motivationsfaktoren sind. Und Sie selbst sind ja auch bereit, Ihre Lebensgewohnheiten zu verändern, die vielleicht sogar Einfluss bei der Entstehung der Krankheit hatten.
Andererseits sind es genau diese Gewohnheiten, die einem in Zeiten der Angst, der Verzweiflung ein großes Maß an Sicherheit geben. Ist das eine Vision vom Leben, dass man alles, was einem lieb und wichtig war an Gewohnheiten, aufgibt? Wie geht man mit der Verantwortung um, weiterleben zu dürfen? Wie geht man mit der Angst um, die jede Motivation hemmt? Bis zur Operation dreht sich jeder Gedanke eher nur darum, ob alles gut gehen wird: »Wache ich aus der Narkose wieder auf? Nur weg mit den bösen Zellen!« Nach der Operation treten neben den körperlichen Folgen eines vielleicht schwerwiegenden Eingriffs zunehmend psychische Schwierigkeiten auf. Und da soll man sich motivieren und neuen Lebensmut fassen? Oft werden die physischen Veränderungen – im Falle einer Brustamputation zum Beispiel – als so gewaltig und abrupt empfunden, dass weder der Verstand noch die Gefühle und die Seele sofort akzeptieren, was da passiert. Und dann kommt die Angst vor den Nachuntersuchungen: Wie sind meine Tumormarker? Wo sind überall Metastasen? Das sind gravierende Erfahrungen, mit der sich Krebspatienten auseinander setzen müssen. Und vielleicht haben Sie ja das alles hautnah erlebt.
Und als wichtiger Teil einer Bewältigungsstrategie kann Humor verstanden werden. Denn er ist eine Art der Versöhnlichkeit mit den Unzulänglichkeiten des Lebens, eine Betrachtungsweise, die hilft, das Schicksal besser zu akzeptieren, das Wunder des Verstehens zu begreifen, und die Kraft zur Erduldung von Leid.

Humor entzieht sich aber eigentlich jeder Definition. Er ist nicht dazu da, erklärt oder analysiert zu werden, nein, er ist dazu da, verstanden und gelebt zu werden. »**Das Leben meistert man entweder lächelnd oder überhaupt nicht**«, besagt eine alte chinesische Weisheit.

Krebs wird nach wie vor als Synonym für Siechtum und Tod betrachtet, der sich strikt an statistische Prognosen hält. Meine Klientin Astrid war nach dem lapidaren Satz ihres Arztes »Sie haben noch drei Monate zu leben« völlig am Boden zerstört. Seither sind mehr als drei Jahre vergangen und Astrid lebt noch immer – und sie lebt gut.

Mittlerweile zeigen viele Beispiele, dass durch eine positive Lebenseinstellung der Behandlungserfolg und die Lebensqualität von Patienten signifikant verbessert werden können. Die Homöopathin Dr. Karin Halbritter, der Onkologe Dr. Wolfgang Halbritter und ich haben durch unsere gemeinsame Arbeit mit Krebspatienten die Erfahrung gemacht, wie wichtig heute Schulmedizin, Komplementärmedizin, die psychische Stabilität und eine patientengerechte Kommunikation für den Behandlungserfolg sind. Wir sind überzeugt, dass viele krebskranke Menschen neben den klassischen medizinischen und psychologischen Methoden mit einer zeitweise humorvollen Sichtweise ihre Krankheit besser bewältigen können, das heißt: Besser leben mit Krebs.

Es gibt nicht *den* Krebs. Krebs ist die Bezeichnung für eine Vielzahl von bösartigen Tumoren, die ganz unterschiedliche Krankheitsverläufe haben. Und Krebs kennt auch keine Altersgrenze: Von kleinen Kindern bis zu sehr alten Menschen kann es jeden treffen. Und alle Betroffenen müssen in jeder Beziehung individuell damit fertig werden. Wir wollen Ihnen dafür Hoffnung und Mut machen – keine unrealistischen Heilsversprechen geben. Und wir wollen Sie, liebe Leserin

und lieber Leser, trotz der oft übergroßen Herausforderung, die die unterschiedlichen Verläufe der Krankheit auch mit sich bringt, dazu ermutigen, Astrids Erkenntnis anzunehmen: Krebs ist nicht nur traurig.
Viele Patienten trauen sich oft nicht, positiv aus sich herauszugehen, weil es sich nicht gehört, wenn man Krebs hat, weil nicht sein kann, was nicht sein darf, und weil Krebs nach wie vor eine tabuisierte Krankheit ist. Wir wollen dieses Tabu brechen, Sie aber keinesfalls in Ihren Gefühlen verletzen. Im Gegenteil, wir hoffen, mit unseren Erfahrungen dazu beizutragen, dass Sie die Kraft finden und, wie Viktor Frankl es so wunderbar formulierte, trotzdem ja zum Leben sagen können.

2. Krise – Gefühle – Hoffnung

»Nur der Mensch leidet so qualvoll in dieser Welt, dass er gezwungen war, das Lachen zu erfinden.«
(Friedrich Nietzsche)

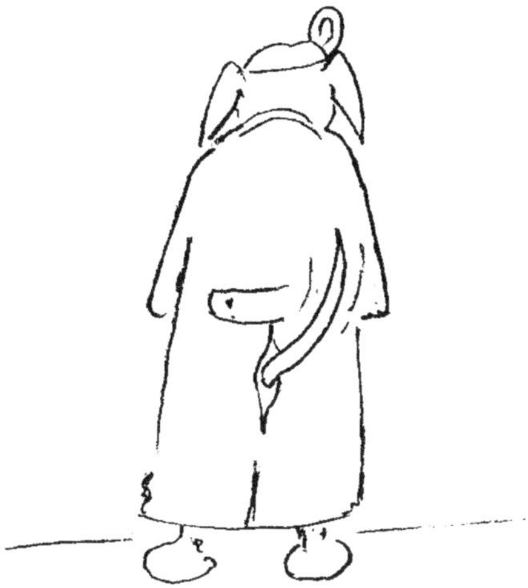

Irgendwie ist die Fahrt zum Krankenhaus vorbeigegangen. Irgendwie. Neben mir saß meine Mutter. Irgendwie war sie. Und ich war auch irgendwie. Ein Zustand, ähnlich wie vor einer Prüfung, den ich von mir zwar kannte, dem ich mich auch nicht entziehen konnte, aber ständig dachte, ich muss mich ihm entziehen, ich muss stark sein. Seit der Diagnose »Plattenepithel-Karzinom« waren erst zwei Tage vergangen. Ich saß gerade bei Freunden, war zu einem Abendessen eingeladen, als mein Handy läutete. »Das ist meine Mutter«, sagte ich, ich wollte witzig sein, weil ich vergessen hatte, mein Telefon abzudrehen. »Meine Mutter ruft immer um diese Zeit an.« Niemand fand das wirklich komisch, ich auch nicht, denn meine Mutter ruft nie um diese Zeit an. Und es war meine Mutter. Ein seltsamer Ton war in ihrer Stimme, flach, unaufgeregt, brüchig. »Ich habe Krebs«, sagte sie ganz ruhig und erst dann begann sie zu weinen.

Wir hatten am Tag zuvor gesprochen und sie hat mir gesagt, dass sie zu einer Untersuchung geht. Ihr Zahnarzt hat bei einer Routinekontrolle einen »verdächtigen« roten Fleck am harten Gaumen bemerkt und sie gleich zur Abklärung an einen Hautarzt überwiesen. »Sie müssen sofort ins Krankenhaus, ich kann fast sicher sagen, Sie haben Krebs«, war seine Diagnose. Ganz klar und sachlich formuliert. Meine Mutter war zu diesem Zeitpunkt 79, hat den Zweiten Weltkrieg erlebt und weiß Gott auch noch andere Scheußlichkeiten, die 79 Jahre auch mit sich bringen. »Aber was kommt jetzt auf mich zu?«, fragte sie völlig verzweifelt den Arzt, der, wie sie später erzählte, sehr nett war, mit ihrer Hilflosigkeit und schrecklichen Angst aber nicht so recht umzugehen wusste.

Mir war nicht mehr nach Essen zumute, ich bin sofort zu meiner Mutter gefahren. Viele Gefühle habe ich auf dieser Fahrt durchlebt. So schlimm ist es vielleicht doch nicht, ich kenne so viele Menschen, die Krebs haben oder hatten, die geheilt sind, die zwar viel durchgemacht haben, die aber wieder gesund sind, die leben. Und dann kamen auch Gedanken an meine Tante Anna, ich war 4 Jahre alt, als sie an Krebs starb, und ich erinnerte mich plötzlich an ihren Geruch, der mir als Kind so angenehm war. Wie gerne bin ich auf ihrem Schoß gesessen. Warum ich nie mehr daran gedacht habe? Ich erinnerte mich an meine Tante Ria, ich war 10, als sie an Krebs starb. 59 wurde sie und was war sie für ein lebenslus-

tiger Mensch. Ihre Katze Niki war schuld daran, dass auch ich eine Katze bekam, weil ich nach jedem Besuch im Hause meiner Tante, die so besonders tierlieb war, meine Eltern terrorisierte: Ich will auch eine Katze.
Mein Gott, die Tante Guggi, die Schwester meines Vaters! Auf einmal kamen all diese Gedanken in meinen Kopf, die ich an und für sich gerade jetzt nicht wollte. Sie hatte Brustkrebs. 1925 geboren, wie meine Mutter, aber schon so lange tot. Nur 55 Jahre wurde sie alt. Ich rechnete um mich abzulenken. 1925 und 55. 1980 also starb sie. 24 Jahre schon hat meine Mutter länger gelebt. Irgendwie kam ich mir eigentümlich vor: Warum denke ich jetzt an den Tod, wo eigentlich nichts, aber auch gar nichts die Diagnose Krebs bestätigt hat? Nur ein roter Fleck. Wenn jeder rote Fleck gleich Krebs bedeuten würde ... Nein, das ist eine ganz banale Zahnfleischentzündung. Und ich hörte die innere Stimme ganz deutlich sagen: »Lieber Gott, vielleicht ist das alles nur ein Traum.« Und dieser Gedanke beruhigte mich einigermaßen.
Der Christian lebt schon seit 15 Jahren mit seiner Krankheit und es geht ihm doch gut. Und Peter, wie unbeschreiblich konstruktiv geht er mit seinem Krebs um. Er ist erst 24, ein Klient von mir und seit zwei Jahren hat er ein Rhabdomyosarkom, ein seltenes Weichteilsarkom. Wer denkt schon an Krebs, wenn man erst 22 Jahre alt ist? Die Fünfjahresüberlebensrate liegt im Durchschnitt bei 60 %, ist aber als eher ungünstig zu bezeichnen, da Rhabdomyosarkome innerhalb von ein bis zwei Jahren Rezidive, also ein erneutes Tumorwachstum bilden. Wieso weiß ich das jetzt so genau? Weil es meine eigene Angst ist, die Angst um meine Mutter, die Angst um Peter, der die neun Monate im Rollstuhl und auf Krücken mit einer Leichtigkeit hinnahm, als würde es sich

um eine Reise auf die legendäre Insel handeln. Seine größte Freude war und ist es, die Anweisungen seiner Ärzte auf »seine« Weise zu befolgen. Auch bei ihm hat alles sozusagen ganz harmlos begonnen: Peter ist ein leidenschaftlicher Autofahrer, genießt jeden Kilometer und spürt auf einmal einen Schmerz im Fuß – nicht besorgniserregend –, wenn er auf das Kupplungspedal steigt.

Das Wort Rezidiv knallt in meinem Kopf herum wie eine Kugel im Flipperautomaten. Die Ampel ist rot. Das Fahren läuft so nebenbei ab, aber das Stehenbleiben unterbricht auch den Fluss meiner Gedanken. »Rot«, denke ich, »Gott sei Dank.« Und ich reime »rot, Tod«. Plato hat Recht, das Denken ist das Selbstgespräch der Seele.

Nein, jetzt denke ich nicht an den Tod, wenngleich mich der Gedanke an ihn in einer seltsamen Weise berührt. Tränen laufen mir über die Wangen. Ich bin nicht mehr ganz sicher: Ist das jetzt Angst oder Selbstmitleid? Ich darf alles, nur nicht leid tun darf ich mir. Und wenn, dann nur ganz kurz. Wie soll ich mit meiner Mutter umgehen, wenn ich der Kraftlosigkeit des Selbstmitleids erliege? Mir fiel Ingrid Bergman ein, die so wunderbar weint, während sie mit dem Auto fährt in »Lieben Sie Brahms«, einer meiner Lieblingsfilme. Auch ich schaltete die Scheibenwischer ein. Komisch, was in so einem Kopf alles gespeichert ist. Und ich musste plötzlich über mich lächeln. Es ist vielleicht doch nur eine Frage, wie man alles beurteilt, dachte ich erleichtert. Ich war vor dem Haus meiner Mutter angekommen. Hoffentlich bemerkt sie nicht, dass ich geweint habe.

Und jetzt, zwei Tage später, stehe ich im Lift im Krankenhaus neben ihr, so nahe war ich ihr lange nicht. Nicht nur weil der Lift überfüllt ist, nein, es war auch eine gefühlsmäßige Nähe. Ich fühlte mich wirklich nicht sehr gut und doch fühlte ich

mich als Beschützer. Die Rollen haben sich auf merkwürdige Art und Weise vertauscht, dachte ich mir.
»Ebene eins«, sagt die Stimme aus dem Lautsprecher im Lift. Ich erinnerte mich, wie ich mir als Kind die Hand gebrochen hatte, wie meine Mutter mit mir ins Krankenhaus fuhr und ich dachte: »Es tut so weh, aber es kann mir nichts passieren, weil sie ist ja da.« – »Ebene zwei«, hörte ich die Stimme sagen. Großes Gedränge, weil zwei Sanitäter mit einer Patientin im Rollstuhl eingestiegen sind. »Ebene drei.« Eine Frau regte sich furchtbar auf, weil sich die Türe schloss, bevor sie wegen der Menschenmenge rechtzeitig aussteigen konnte. Ich schaute meine Mutter an. Ja, ihr ist dieser Lift auch so unerträglich wie mir. »Ebene vier.« – »Wann müssen wir aussteigen?«, vernahm ich irgendeine Stimme. Ich überhörte die Antwort, die Stimme aus dem Lautsprecher war wieder da: »Ebene fünf.« Vielleicht hat sich der Arzt geirrt, der meine Mutter untersuchte, hier im Krankenhaus mit all den modernen Instrumenten wird sich alles nur als ein böser Traum herausstellen. »Ebene sechs«, unterbrach die Stimme meine Hoffnungen. Mein Blick fiel auf die Knöpfe, wo man wählen kann, in welches Stockwerk der Lift fahren soll. Einundzwanzig Stöcke. Wie kann man hier gesund werden? Ob es auch eine Stiege gibt? Lieber zu Fuß in den hundertsten Stock als noch einmal mit diesem Lift fahren, der mittlerweile so voll ist, dass selbst ein Mensch, der nicht unter Platzangst leidet, an den Rand seiner Möglichkeiten kommt, wie man an den Gesichtern der Menschen unschwer erkennen konnte. Ich fühlte mich wie auf einer Berg-und-Tal-Fahrt, wie inmitten einer Kraterlandschaft, wie auf einer Hochschaubahn der Gefühle und diese blöde Kuh spricht permanent von einer Ebene.
»Ebene sieben.« Endlich, hier müssen wir raus. Ich lächle, beginne zu lachen. Meine Mutter lächelt auch, weiß nicht

warum, aber sie lächelt. Ich empfinde ein Gefühl der Entspannung in mir, das sich auf meine Mutter überträgt, wir lachen beide. Ich glaube, so wohl habe ich mich noch nie in meinem Leben gefühlt, für einen Moment war all die Angst und Unsicherheit wie weggezaubert. »Warum lachst du eigentlich jetzt?« – »Weil diese Kuh mit ihren Ebenen unerträglich war.« – »Von wegen Ebene«, bemerkte meine Mutter lächelnd, »ich komme mir vor wie ein Bergsteiger, zwar ohne Seil, aber mit einem guten Bergführer«, und sie zwickte mich in die Wange. Das hatte sie seit Jahren nicht mehr getan. Wir lachten noch mehr, was die Schwester am Annahmeschalter mit einem ungläubigen Blick quittierte.

Wir warten. Einige Patienten stehen vor uns, wissen mit unserem Verhalten auch nichts anzufangen, senken die Blicke zu Boden. Nur keinen Augenkontakt, Lachen ist doch ansteckend. Wer weiß, ob die sich nicht in der Abteilung geirrt haben, sagt ein jüngerer Mann, indem er sich eindeutig an den Kopf greift. Ein Arzt kommt den Gang entlang, »Endlich einmal lachende Gesichter«, sagt er und beginnt zu lächeln. Und sieht dabei unglaublich drollig aus.

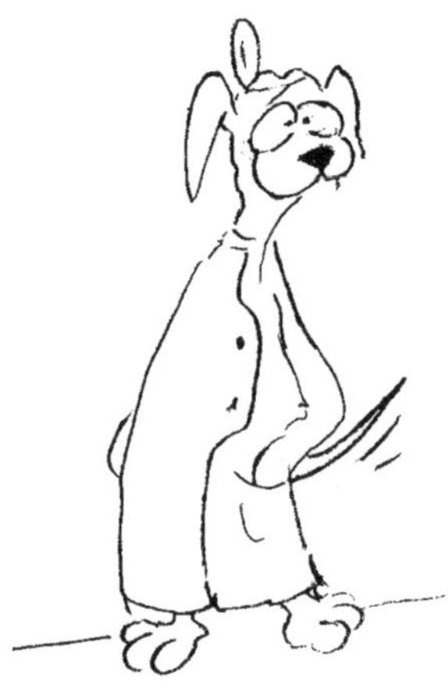

»Der erinnert mich an unseren Hund, findest du nicht auch?« – »Unseren Hund?« – »Ja, der Blick, also eindeutiger geht's wohl nicht mehr.« – »Doc Dog«, sagte ich wie aus der Pistole geschossen. »Hot Dog?«, fragte meine Mutter erstaunt. »Nein, nicht ›Würstel‹, sondern ›Doktor Hund‹.«

*

So paradox es klingen mag: Auch in den schwierigsten Phasen des Lebens gibt es komische Momente. Wir müssen sie dann nur wahrnehmen und uns darauf einlassen. Traurigkeit und Zuversicht liegen oft nahe beieinander. Humor ist gerade dann unglaublich wichtig, wenn die Melancholie oder die Angst überwiegt. Ohne eine solche Sichtweise wäre das Leben manchmal nicht auszuhalten, noch dazu wenn durch eine Krebserkrankung sowieso alles in Frage gestellt wird. Daher ist der Blick gerade dann für das Komische so wichtig und auch die Arbeit mit den Patienten zeigt, wie froh, ja geradezu erlöst sie sind, wenn im Seminar, in der Beratung oder während einer Untersuchung eine heitere Stimmung entsteht, einfach aus der Situation heraus. Und mit dieser Einstellung lässt sich eine Krise viel befreiter lösen.
Mich fasziniert immer die fernöstliche Deutung des Begriffes »Krise«. Das Wort Krise setzt sich im Chinesischen aus zwei Schriftzeichen zusammen – das eine bedeutet Gefahr und das andere Gelegenheit.

»Wenn der Wind des Wandels weht, bauen die einen Schutzmauern, die anderen bauen Windmühlen.«
(Chinesische Weisheit)

3. Humor als Lebenseinstellung

»Der Humor ist der Regenschirm der Weisen.«
(Erich Kästner)

Der wahre Humor ist ein Trotzdem, nicht ein Weil. Denn eine Lebenseinstellung, die uns hilft, so unbeschadet und glücklich wie nur möglich durch schwere Schicksale zu tauchen, geht weit über gewöhnliches Lachen hinaus. Humor bedeutet keineswegs, sich einer Selbsttäuschung hinzugeben. Im Gegenteil: Humorvolle Menschen beobachten das Leben äußerst genau und sind sich der Hürden und Risken wohl bewusst, manchmal auch der Ausweglosigkeit. Dennoch sind sie bereit, das Leben bis zum letzten Tropfen auszukosten und zu schätzen. Konventionen, Zwänge, Statistiken zählen für sie nur bedingt. Schelmisch und respektlos wagen sie mit Perspektiven und Möglichkeiten zu spielen und entdecken so ungeahnte Schlupflöcher. Echter Humor wächst auf dem Boden von Liebe, Lebenslust und Neugier – eigentlich alles kindliche Eigenschaften. Wie sagt Karlheinz Hackl im Vorwort: »Wir können so viel lernen von den Kindern.« Entweder ist man mit so einem Naturell geboren oder man wird durch das Leben inspiriert, ein solches anzunehmen.

Auch Dr. Karin Halbritter wird immer wieder von ihren Patienten gefragt: »Wunderbar, ich stimme Ihnen zu, aber *wie* kann ich humorvoll werden, wenn es mir so schlecht geht?« Eine aus ärztlicher Sicht sehr wichtige Voraussetzung ist es, möglichst frei zu sein von körperlichen Schmerzen, und daher stellt die Schmerztherapie ein Hauptziel jeder medizinischen Behandlung dar. Da hat sich gottlob in den letzten Jahren sehr viel getan. Die Schmerztherapien werden nicht mehr in homöopathischen Dosen angeboten, obwohl ich sonst natürlich sehr für homöopathische Dosen bin. Darüber hinaus ist die Antwort einfach und kompliziert zugleich. Einfach sind die generellen Regeln für ein glückliches Leben. Sie finden Sie in der Bibel, in den Texten des Dalai-Lama und in allen anderen religiösen Schriften: Glaube, Liebe, Vertrauen, Hoffnung.

Schwieriger ist der Weg, dies in die Praxis umzusetzen, und es gibt nur eine Möglichkeit, eine humorvolle Persönlichkeit zu werden: Man muss sich jeden Tag darum bemühen. »**Es ist nicht genug, zu wissen, man muss auch anwenden; es ist nicht genug, zu wollen, man muss auch tun.**« (Goethe)

Meditation und Gebet sind äußerst wirkungsvolle Möglichkeiten, das zu erreichen.

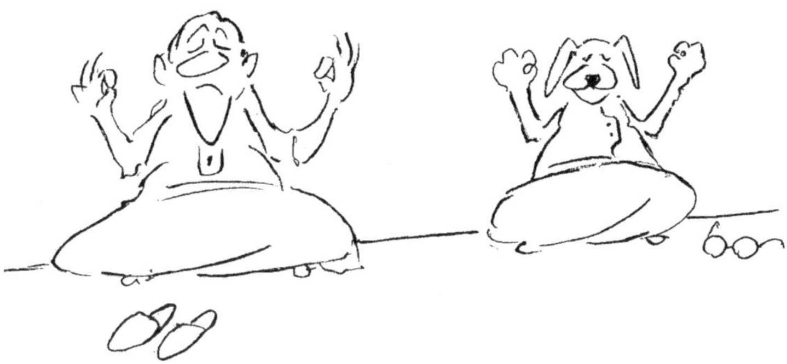

Oder lesen Sie immer wieder lustige Bücher, es gibt genug davon, aber aufgepasst: »**Die deutsche Literatur ist einäugig. Das lachende Auge fehlt.**« (Erich Kästner) Und hüten Sie sich auch vor Gesundheitsbüchern: »**Seien Sie vorsichtig mit Gesundheitsbüchern – Sie könnten an einem Druckfehler sterben.**« (Mark Twain)

Darüber hinaus existiert kein allgemein gültiges Rezept. Aber es gibt Stufen, die jedermann Schritt für Schritt auf seine eigene Art und Weise erklimmen kann. Wichtig ist nur, dass Sie einen Anfang machen und sich ganz bewusst dazu entschließen, Humor in ihr Leben zu integrieren. **»Der Anfang ist die Hälfte des Ganzen«**, sagte schon Aristoteles. Einige der Patienten, die mir gezeigt haben, dass Humor trotz ihrer Krankheit ein wesentlicher Bestandteil ihres Lebens ist, zeichnen sich durch eine gewisse Respektlosigkeit gegenüber dem Krebs aus, aber auch anderen widrigen Umständen in ihrem Leben. Sie wagen, ihm ins Gesicht zu lachen: Marianne, gerade 52 Jahre alt, nennt ihre Metastasen Leberknödeln, und wenn sie davon spricht, kann sie ein breites Lächeln nie unterdrücken. Karoline, eine 78-jährige, äußerst vitale Bäuerin mit einem großen Tumor im Bauch erklärt jedem, der es hören oder auch nicht hören will: »Ich scheiß auf den Krebs, der kann mich!« Auch sie trotzt der Prognose. Eine relativ neue Methode, die Humortherapie, hilft jedenfalls diesen persönlichen Weg zu finden. Die Fallbeispiele von Patienten – wir haben nur ihre Namen geändert – zeigen, dass es möglich ist, auch innerhalb kurzer Zeit seine Lebenssicht zu verändern.
Bei den ärztlichen Gesprächen lache ich mit meinen Patienten häufig, das ist weniger ein bewusst therapeutischer Akt, sondern einfach weil es sich aus dem Gespräch ergibt. Tränen fließen oft – auch weinen erleichtert, aber lachen stärkt offensichtlich die Lebenskraft. Nach einigen Minuten herzhaftem Gelächter fallen erstaunte Bemerkungen wie: »Jetzt habe ich eine Zeit lang keine Schmerzen gespürt« oder » Mir geht's auf einmal gut, ich fühl mich gar nicht mehr so müde wie die ganze letzte Zeit seit der Chemotherapie« usw. Diese Erleichterung der Beschwerden tritt ein, noch bevor ich eine Arznei verabreicht habe. Nur meine heilsame Ausstrahlung? Von

wegen! Herzliches Lachen, egal worüber, schafft zumindest kurzzeitig Linderung. Eine Erklärung für dieses Phänomen ist unter anderem die Freisetzung von Endorphinen, wie die Lachforschung herausgefunden hat. Lachen ist tatsächlich auch gut gegen Schmerzen. Es senkt die Stresshormone Adrenalin und Kortisol und lenkt nicht nur von Schmerzen ab, sondern kann Schmerzen wirklich lindern. Der Körper bildet beim Lachen »Glückshormone«, auch Endorphine genannt, und diese machen Nervenzellen im Rückenmark unempfindlicher. Und auch im Gehirn hemmen sie die Wahrnehmung des Schmerzes. Studien ergaben, dass Schmerzpatienten nach nur wenigen Minuten Lachen eine signifikante Erleichterung erleben, die dann mehrere Stunden anhalten kann.
Humor ist der Humus, auf dem Resignation schlecht gedeiht. Paul, 70 Jahre alt, der an metastasiertem Blasenkrebs leidet, zog die Konsequenz. »Über meine Türschwelle dürfen nur noch Menschen, vor allem auch Ärzte, mit denen ich lachen kann«, verkündete er mir bei einem Hausbesuch. »Ich sehe nur lustige Fernsehsendungen, lese ausschließlich heitere Bücher – denn dann fühle ich mich viel besser.« Gott sei Dank lacht auch seine Frau gerne, ging mir durch den Kopf. Paul lebt, entgegen aller Prognosen, schon sehr lange mit dem Krebs.

»Mische ein bisschen Torheit in dein ernsthaftes Tun und Trachten! Albernheiten im rechten Moment sind etwas ganz Köstliches.« (Horaz)

Es gibt ein Modell, das Menschenbild aus homöopathischer Sicht, an dem man die ganzheitliche Wirkung des Lachens gut demonstrieren kann. Schon seit dem Altertum werden die Ebenen des menschlichen Seins beschrieben als die geistige, die emotionale und die körperliche Ebene. Einer der großen homöopathischen Ärzte unserer Zeit, Dr. Georgos Vithoulkas, hat sie folgendermaßen dargestellt:

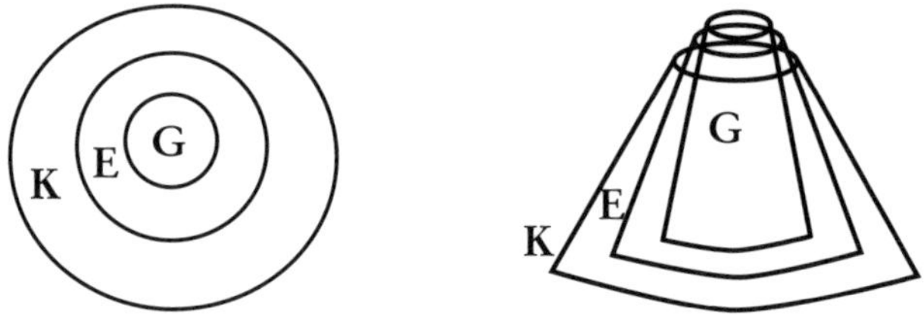

Geist, gemeint ist: Denken, Verstand
Emotionen, unsere Gefühlswelt
Körper
Nach Vithoulkas: Die wissenschaftliche Homöopathie

Diese drei Seinsebenen stehen in ununterbrochener Wechselwirkung miteinander. In ihrer hierarchischen Ordnung stellt Dr. Vithoulkas die körperliche Ebene, trotz ihrer Bedeutung in der Schulmedizin, als die am wenigsten wichtige dar. Die geistige Ebene dagegen aber die wichtigste.
Wie soll man das verstehen? Nun, stellen Sie sich einmal vor, Sie müssten wählen zwischen einer Lungenentzündung und einer Depression. Oder zwischen der Amputation eines Beines und dem Verlust Ihrer Fähigkeit, zu denken? Erfahrungsgemäß würde die Mehrheit der Menschen die körperliche Störung der seelischen und erst recht einer geistigen vorziehen. Nun kann man auf körperlicher Ebene erkranken und emotionell und geistig gesund sein, wie das ja auch bei einer Tumorerkrankung der Fall sein kann.
Oder stellen Sie sich umgekehrt vor, dass Sie auf der Gefühlsebene leiden, z. B. an einer Depression, und körperlich

in Ordnung sind. Oder Sie sind geistig krank, wie das bei Demenzen der Fall ist, und körperlich und emotionell wohlauf. Weil die drei Ebenen einander gewaltig beeinflussen, findet man bei schweren körperlichen Erkrankungen die emotionelle Ebene meist mit betroffen, obwohl dies nicht notwendigerweise so sein müsste.
Und hier liegt die große Chance, einzugreifen. Lachen lässt sich auf allen drei Ebenen auslösen und durchdringt mit seiner Wirkung ebenfalls alle drei Ebenen. Das bedeutet: Mit Lachen kann ich meinen geistigen und emotionellen Zustand verbessern, was wiederum eine wohltuende Wirkung auf die körperliche Ebene hat.

Lachen und Körper

- Beim Lachen steigt vorerst Blutdruck und Puls, danach erweitern sich die Gefäße aber: Blutdruck und Puls sinken und Entspannung tritt ein.
- Lachen stärkt die Immunabwehr: Während des Lachens konnte ein Anstieg von Immunglobulin A festgestellt werden, natürliche Killerzellen werden vermehrt produziert. Das ist ein Zeichen einer verbesserten Abwehrkraft.
- Lachen mobilisiert die Atemfunktion: Der Atem bläst mit ca. 100 Stundenkilometern aus dem Mund.
- Die Atmung wird tief, Lunge und Gehirn werden besser mit Sauerstoff versorgt. Diese vertiefte Atmung bedeutet vermehrte Lungendrainage, eine Therapiemöglichkeit bei Verschleimung der Atemwege. Kitzel-Lachen als Atemtherapie wird bei kleinen Kindern angewendet.
- Lachen aktiviert das Herz-Kreislauf-System.
- Lachen begünstigt den Stoffwechsel.
- Während man lacht, kann man Schmerzen besser aushalten oder ist weniger schmerzempfindlich.

- Lachen reduziert die Stresshormone Adrenalin und Kortisol.
- Lachen setzt Glückshormone wie Endorphine frei, wie sie nur nach langem Joggen oder Daueranstrengung im Blut nachzuweisen sind.
- Lachen massiert das Zwerchfell und regt so die Verdauung an: Lachen stimuliert durch die Zwerchfellbewegungen Leber und Milz, was in der Osteopathie und chinesischen Medizin als wichtige Ankurbelung der Abwehrkraft gilt.
- Nach dem Lacher sind verkrampfte Muskeln im Nacken und Schultern, aber auch in Armen und Beinen gelockert.
- Lachen entspannt die Gesichtsmuskeln.

Lachen und Emotionen

- Lachen fördert das Wohlbefinden durch eine positive Grundstimmung bei regelmäßiger Anwendung über einen längeren Zeitraum hinweg.
- Lachen steigert das Glücksempfinden.
- Lachen ebnet psychologische Hemmschwellen.
- Lachen und Humor bei Krankheit fördern ein Klima der Offenheit.
- Wer lacht, ist mit sich selbst zufrieden. Und das hilft.

Lachen und geistige Ebene

- Lachen bereinigt schwierige Situationen durch einen Perspektivenwechsel.
- Festgefahrene Verhaltensmuster werden durch Humor leichter erkannt.
- Lachen hilft, entmutigende Situationen zu meistern.
- Lachen verbessert die Beziehungsfähigkeit durch eine gefühlvolle Kommunikation.

- Lachen stärkt das Durchhaltevermögen. **»Was die Raupe Ende der Welt nennt, nennt der Rest der Welt Schmetterling.«** (Laozi)
- Lachen ist Erholung für das Gehirn, was in einer Zeit der permanenten Anspannung eine Wohltat ist. Eine Minute herzliches Lachen ist wie 45 Minuten Entspannungstraining.

Zusammenfassend gesagt ist Lachen – aber auch Lächeln und jede positive Emotion, die es bewirkt – eine großartige Form, das Immunsystem zu stärken. Und Lachen hat eigentlich nur ganz wenige Nachteile: Bei frisch Operierten kann es zu Wundschmerzen führen, und schieflachen, kranklachen oder gar totlachen sollten Sie sich natürlich auch nicht. Was aber das Wichtigste ist: Es kann einem die schlechte Laune verderben. So betrachtet erübrigt sich die Frage: Darf man mit einem Krebspatienten lachen, kann er das überhaupt noch, ist diese Erkrankung nicht eine viel zu ernste Angelegenheit? Ja, sie ist ernst und gerade deshalb kann, sollte, müsste man als Betroffener sich selbst durch Lachen Gutes tun.

*

Die durch unser Lachen noch immer erstaunte Schwester bei der Annahmestelle liest die Zuweisung, fragt, ob wir angemeldet sind. »Ja, ich habe mit dem Herrn Professor einen Termin vereinbart.« – »Und was ist daran so komisch? Da geht's um Krebs bei der Dame, das ist nicht zum Lachen. Waren Sie schon bei der Blutabnahme?«, bemerkte die Schwester fragend. Wir lachten weiter. »Was ist daran so komisch«, wiederholte sie gereizt. »Die Ebenen, wenn Sie es genau wissen möchten, schlicht und einfach die Ebenen und »Doc Dog« oder Doktor Hund, ganz wie Sie wollen.« Meine Mutter zupfte mich am Ärmel. »Hör auf«, sagte sie, »die glaubt sonst, wir sind verrückt.« Die Schwester nickte zustimmend. »In der roten Wartezone warten, Sie werden aufgerufen.« – »Bitte«, sagte ich. »Was bitte«, kam hinter der Glasscheibe, die uns trennte, hervor. »›Bitte warten‹ oder ›Bitte zur Blutabnahme‹, wie auch immer, oder ›bitte der Nächste‹«, kommt meiner Mutter über die Lippen, was mich – obwohl nicht wirklich sehr lustig – noch mehr zum Lachen treibt. »Und noch einmal: So lustig ist das wirklich nicht im Krankenhaus. Doktor Hund«, wiederholte sie kopfschüttelnd, »so ein Unsinn.« – **»Vom Unsinn des Sinns oder vom Sinn des Unsinns«**, sagte ich und versprach ihr, dieses lesenswerte Buch von Paul Watzlawick mitzubringen. »Gehen Sie doch gleich zur Blutabnahme«, war die lakonische Antwort.

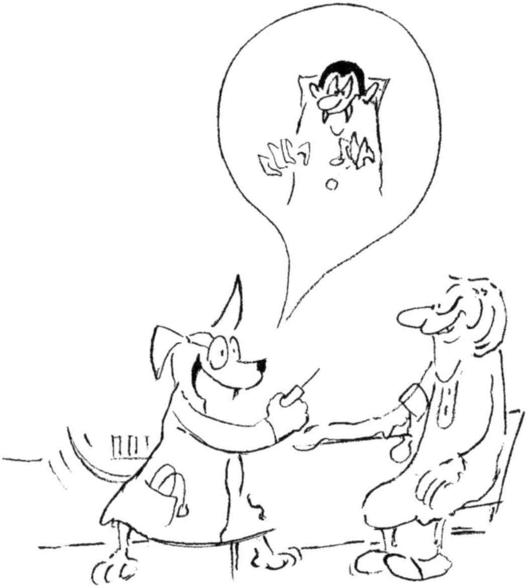

Während des Lachens wird man zwangsläufig von belastenden Denkmustern abgelenkt. Was gerade im Krankenhaus besonders wichtig sein kann. Und genau deswegen sind auch in Österreichs Spitälern seit 1991 Clowns unterwegs. Diese herrlichen Spaßmacher bringen nicht nur Kinder, sondern auch Erwachsene in der Geriatrie oder in der Onkologie zum Lachen. Das Ziel dabei ist die positive Ausnahme zur Regel zu machen. Denn durch positive Gefühle und Lachen werden die Patienten von ihren Problemen und Unsicherheiten abgelenkt und bekommen die nötige Distanz, um dadurch ihre Situation mit mehr Lebenskraft, Willen, Seelenstärke und positiver Fantasie bewältigen zu können. Auch der amerikanische Arzt Dr. Carl O. Simonton, ein Psycho-Onkologe, nimmt für seine Abteilung nur Mitarbeiter auf, die innerhalb einer halben Stunde Patienten zum Lachen bringen können. Aus psychosomatischer Sicht besteht die gesundheitsfördernde Wirkung des Lachens vor allem aus der besseren Überwindung von Widrigkeiten. Denn wenn die Zusammenhänge einer belastenden Situation erkannt oder neu definiert werden, löst sich die innere Anspannung in Form von Lächeln oder Lachen. Dadurch kommt es zu einer veränderten Sicht der Dinge, die es den Betroffenen erst möglich macht, ihre Situation zu überdenken und neue Lösungsansätze für das Problem zu finden. Und genau diese Haltung wird in der Humortherapie gezielt gefördert. Doch um das zum Wohle der Patienten auf breiter Basis durchzusetzen, bedarf es noch einiger »unkonventioneller Denker« mehr, um hier etwas Bewegung in die verkrustete »Gemüts-Landschaft« zu bringen. Oder wie der Schriftsteller George Bernard Shaw so treffend meinte: **»Was wir brauchen, sind ein paar ›verrückte‹ Leute; seht euch an, wohin uns die Normalen gebracht haben.«**

Vorreiter dieser herrlichen Idee, Humor und Krankheit als Einheit und nicht als Gegensatz zu sehen, war Dr. Hunter »Patch« Adams, der seit mehr als 30 Jahren gegen den grauen Alltag in der Medizin ankämpft und dessen Motto »Freundschaft, Liebe und Humor sind die beste Medizin« seither in der ganzen Welt bekannt geworden ist. Vielleicht haben Sie ja den wirklich berührenden Film über ihn mit Robin Williams in der Hauptrolle gesehen.

Bei einem Spitalsaufenthalt haben Angst, Schmerzen, Traurigkeit und Ungewissheit zumeist Oberhand. Ganz egal, ob Kind oder Erwachsener, die psychische Befindlichkeit spielt beim Heilungsprozess eine unterschätzte Rolle. Die Clowns »entführen« die Menschen in ein Reich der Fantasie, in dem es weder Leid noch Trostlosigkeit gibt. **»Fantasie ist wichtiger als Wissen, denn Wissen ist begrenzt.«** (Albert Einstein) Und dieses heilsame Gefühl aus dem Reich der Fantasie wirkt sich dann im »normalen« Spitalsalltag erfahrungsgemäß sehr positiv aus. Wenn es also möglich ist, dass zum Beispiel durch belastende Erlebnisse oder durch negativen Stress körperliche und psychische Leiden entstehen können, wie das die Erkenntnisse der Psychosomatik nachweisen, so muss dies auch umgekehrt der Fall sein. Dass nämlich durch gute Laune, Humor, positive Einstellungen und Lachen die Gesundheit gefördert oder erhalten werden kann.

Aber trotz aller Erkenntnisse und Forschung spricht sich in der Medizin nur langsam herum, dass die Beschäftigung mit dem Lachen und dem therapeutischen Humor nicht lächerlich, sondern durchaus heilsam ist. Die Medizin wird technisch immer mehr perfektioniert, aber zwischenmenschlich ist sie ausgebrannt, wie auch viele Mediziner immer mehr ausbrennen.

Humor ist im Kern charakterisiert durch Respektlosigkeit

gegenüber Personen, Dingen oder Ereignissen, welche uns eigentlich Respekt und Angst einflößen sollten. Und genau damit kann man diesen die Spitze nehmen. Humor trotz Tumor bedeutet also quasi dem Moloch »Krebs« eine rote Nase aufzusetzen. In einer Episode wird dem Zauberlehrling Harry Potter gezeigt, wie man Furcht einflößenden und dadurch Energie raubenden Vorstellungen oder realen Personen am besten beikommt: Das Zauberwort »Ridiculus«, das übersetzt »lächerlich« heißt, verbunden mit der intensiven Vorstellung einer lachhaften Veränderung der betreffenden Respektsperson bringen Harry in die Lage, trotz einer anscheinend bedrohlichen Situation sein inneres Energieniveau ohne Angst halten zu können. Er denkt sich also beispielsweise seinen Gegner ohne Hosen oder mit einer Torte im Gesicht oder auf dem Boden zappelnd, nachdem dieser eine Bananenschale übersehen hatte, oder ähnlich peinliche Dinge.

Und genau darum geht es auch im Umgang mit dem Krebs. Dass er vorhanden ist, kann man, zumindest im Moment, nicht verhindern, aber man muss sich nicht von ihm die gesamte Lebensfreude nehmen lassen.

Manfred berichtet mir, dass er seinen bösartigen Hauttumor, ein so genanntes malignes Melanom, mit einem Kosenamen versehen hat. Er tritt in Gedanken auch immer wieder in ein Gespräch mit dem Tumor und pflegt mit ihm, wie in einem arabischen Basar, zu feilschen und zu verhandeln. Dabei macht er seinem »Melaninchen« immer wieder klar, dass es als »Parasit« ja auf ihn angewiesen sei. »Wenn du mich umbringst, stirbst du mit mir, lässt du mich am Leben, so bleibst es du auch.« Manfred musste üben, so mit seinem »Melaninchen« zu sprechen. Er erzählte mir immer wieder, dass er sich dabei so kindisch vorkommt, weil er in den Grenzen des Erwachsenseins gefangen ist. Aber so kommt Manfred mit seiner Situation viel besser zurecht, da er so aktiv und positiv mit seiner Krankheit umgehen kann, und das ist eine großartige Chance für seine verbesserte Lebensqualität. »**Der Mensch kann alles, wenn er keine Grenzen zieht.**« (Alfred Adler)

William Fry von der Stanford University, Kalifornien gilt als Begründer der Gelotologie – das ist die Wissenschaft vom Lachen – war »Humorbeauftragter« der berühmten Palo-Alto-Forschergruppe um Gregory Bateson und hat eingehend untersucht, dass Humor alle vitalen Körperfunktionen positiv beeinflusst und es tatsächlich einen Zusammenhang zwischen Lebensfreude und Gesundheit gibt. Auch die Studien von Professor Fry belegen dass eine humorvolle Einstellung die Lebensqualität während einer Erkrankung verbessert, und außerdem eine gezielte Prävention gegen seelische und körperliche Erkrankungen sein kann, wie gegen Krebs, aber auch Herzkrankheiten, Depressionen und Angst. Fry spricht vom »Schutzfaktor« Humor und vermutet einen Zusammenhang mit bestimmten neurohormonellen Prozessen, deren Komplexität noch nicht restlos erforscht ist.

Mir erscheint aber eines besonders wichtig, sich endlich von der falschen Vorstellung und dem Vorurteil zu verabschieden, dass man den Ernst einer Lage nicht erkennen kann, wenn man eine humorvolle Lebenseinstellung hat. **Eine Sache mit Humor zu betrachten, heißt nicht ihren Ernst zu verkennen.** (Sprichwort)

4. Akzeptieren von Krankheit, Leben und Sterben

»Auch wenn ich wüsste, dass morgen die Welt zugrunde geht, würde ich heute noch einen Apfelbaum pflanzen.«
(Martin Luther)

Wenn Sie gerade nicht in der Stimmung sind, sich mit diesem Thema auseinander zu setzen – und nur Sie sollen entscheiden, ob und wann Sie sich damit auseinander setzen wollen –, dann überblättern Sie einfach die folgenden Seiten.

*

Wir fahren in diesen Wochen fast täglich ins Krankenhaus. Unsere Grundstimmung hat sich mittlerweile einigermaßen entspannt. »Doc Dog« ist zu einem guten »Freund« geworden. Wir begegnen ihm fast jedes Mal, schon auf der Fahrt, oder besser gesagt im Stau, überlegen wir, ob und wo wir ihn heute wieder treffen werden. Wir malen uns schon die Stelle aus, wo er auftaucht mit seinem Lächeln im Gesicht. Und es ist wirklich angenehm, ihn zu treffen. Sein Art, zu sein, verströmt eine Welle der Beruhigung, Zuversicht, Optimismus und was ganz wichtig ist: Vertrauen. Einmal, wir sitzen im Wartebereich, kommt »Doc Dog« vorbei. Ich erkenne zwar noch immer nicht die Ähnlichkeit mit unserem Hund, aber meine Mutter lässt sich, auch nach mehreren Versuchen meinerseits, nicht von dieser Idee abbringen. Er scheint in Eile zu sein, alle sind im Krankenhaus in Eile – nur nicht die Wartenden. Auch daran gewöhnt man sich. Meine Mutter spricht ihn an. Ich erstarre. Wie ich meine Mutter kenne, lüftet sie unser »Geheimnis«, erzählt ihm von unserem Hund und der übergroßen Ähnlichkeit.

Wir hatten vorher im Auto ein eher ungewöhnliches Gespräch. Meine Mutter sprach zum ersten Mal, seit sie Krebs hatte – obwohl noch immer keine aussagekräftige Diagnose feststand – über den Tod. Nicht sentimental, was mich überraschte, nein, so als würde sie mir von der normalsten Sache der Welt erzählen. »Weißt du, ich habe in den letzten Tagen sehr viel nachgedacht, darüber wie ich mit der ganzen Sch… umgehen soll. Und ich habe alle Gefühle dieser Welt durchlebt. Vor allem Angst. Aber ich bin jetzt wieder so weit, ich kann das alles akzeptieren. Und seither fühle ich mich besser.« Und genau unser Gespräch erzählte sie »Doc Dog«. Ich hatte nach wie vor das Gefühl, er ist in Eile. Aber er setzte sich neben meine Mutter und hörte ihr zu. »Ich finde das großartig, auch ich als Arzt lebe besser, seitdem ich gelernt habe zu akzeptieren. Das soll nicht heißen, dass ich nicht alles mache, was in meinen Kräften steht, um den Tod hinaus-

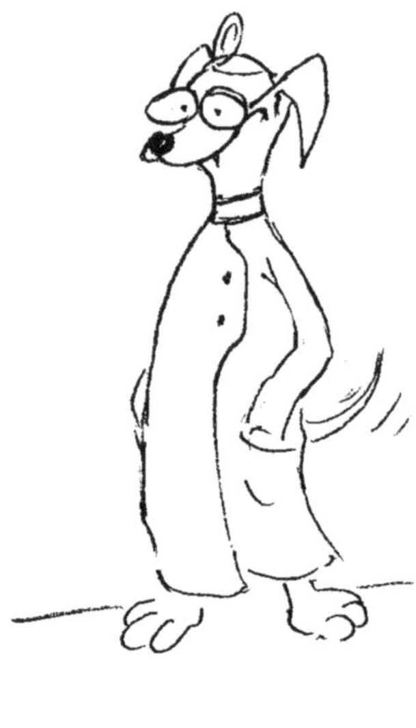

zuzögern, aber das hat eine ganz andere Qualität, wenn ich dabei akzeptiere. Übrigens freue ich mich immer, wenn ich Sie sehe, Sie haben so eine heitere Ausstrahlung.« »Doc Dog« verabschiedete sich mit seinem berühmten Lächeln.

Es war eine unglaubliche Stimmung der Leichtigkeit entstanden. »Ich habe das Gefühl, alles, was auch immer kommt, akzeptieren zu können«, war sich meine Mutter wieder sicher. Wir saßen einfach da, warteten und ich erzählte ihr eine Geschichte, die mir während des Gespräches eingefallen war:

Ein alter Mann saß unter einem Olivenbaum vor seinem Haus im Schatten und dachte vor sich hin. Plötzlich kamen die Leute vom Dorf gelaufen und riefen aufgeregt: »O Herr, eine große Katastrophe ist passiert, Euer Pferd ist weg, gerade jetzt, wo die Ernte beginnt, oh, welch ein Unglück.« Der alte Mann nickte nur mit dem Kopf und sagte: »Ja, so ist es.« Am nächsten Tag aber kamen die Leute gelaufen und riefen: »O Herr, es ist ein großes Glück, Euer Pferd ist wieder hier und mit ihm ein junger feuriger Hengst, o was für ein Glück Ihr doch habt.« Der alte Mann nickte nur mit dem Kopf und sagte: »Ja, so ist es.« Der Sohn des alten Mannes war begeistert von der Schönheit und Kraft des Hengstes und machte sofort einen Ausritt, von dem er lange nicht zurückkam. Am nächsten Morgen kamen die Nachbarn und brachten den Sohn auf einer Bahre, er war vom Pferd gestürzt und hatte sich das Bein gebrochen. »O Herr, eine große Katastrophe ist passiert, Euer Sohn hat sich beim Ausritt schwer verletzt, jetzt haben wir zwei Pferde, aber der wichtigste Mann bei der Ernte fehlt.« Der alte Mann nickte nur mit dem Kopf und sagte: »Ja, so ist es.« Kurz darauf erschienen Soldaten des Sultans im Dorf. »Es ist Krieg!«, riefen sie. »Alle jungen Männer müssen mit uns kommen.« Der einzige Mann, der nicht in den Krieg musste, war der verletzte Sohn des alten

Mannes. Und wieder kamen die Leute gelaufen und riefen: »Du Glücklicher, wir alle mussten unsere Söhne in den Krieg ziehen lassen und werden sie vielleicht nie wieder sehen, nur dein einziger Sohn ist bei dir, o welch ein Glück du doch hast.« Der alte Mann nickte nur mit dem Kopf und sagte: »Ja, so ist es.«

*

Wir modernen Menschen leben zumeist in einer Situation, in der uns nichts Spirituelles auf ein Jenseits vorbereitet. Wir sind frei von religiösen Bindungen, die uns im Leben Halt geben. Und wir müssen nun auf Sinn- und Lebensfragen selbst Antworten suchen und – wenn wir Glück haben – auch finden. Noch dazu werden alle Formen sozialer Gemeinschaft in Frage gestellt. Der Wandel von der Großfamilie zur Kleinfamilie und neuerdings auch zur Patchworkfamilie und zum Singledasein ist voll im Gange.
Gerade aber bei einer Krebserkrankung beginnt der Versuch einer Wiederherstellung von stabilisierenden Beziehungen und gleichzeitig eine Herstellung von Sinn. Wer Krebs hat, kann sich nur mehr schwer über elementare Fragen schwindeln, er *muss* den Umgang mit sich selbst und den anderen neu gestalten. Was ist das Leben für mich? Die Frage, was als grundlegend für das Leben erscheint, rückt plötzlich vehement in den Vordergrund. Ich spreche in diesem Zusammenhang gerne von der »Onko-Philosophie« im Unterschied zur Psycho-Onkologie. Denn die »Onko-Philosophie« betreut den Patienten nicht im herkömmlichen pathologischen Sinn, sondern salutogenetisch, das heißt: Nicht »Was fehlt Ihnen?«, sondern »Was tut Ihnen gut?« ist die entscheidende Frage bei der Behandlung. Im Therapieprozess ist daher oft eine positive humorvolle Anregung wesentlich hilfreicher als der kon-

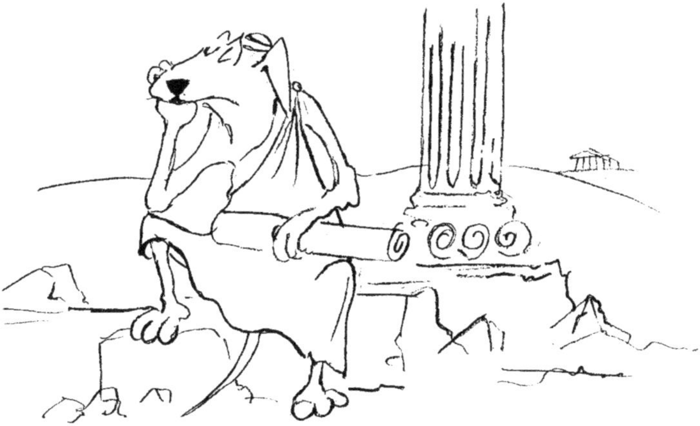

krete Rat, den Patienten aufgrund der durch die Krankheit veränderten Lebensumstände ohnehin nicht befolgen können oder wollen. Viele Patienten sind auch mit der therapeutischen Bearbeitung ihrer Vergangenheit überfordert. **»Mehr als die Vergangenheit interessiert mich die Zukunft, denn in ihr gedenke ich zu leben.«** (Albert Einstein) Gerade bei Krebs fühlen sich Menschen von der »Schulmedizin« und »Schulpsychologie« oft alleine gelassen und werden so in die Arme von fragwürdigen »Heilern« getrieben – das höre ich immer wieder von meinen Klienten –, die aber mehr zur Verklärung denn zur Klärung der Umstände beitragen.
Übrigens, nicht jede Lebensfrage in Verbindung mit einer Erkrankung ist gleich therapiebedürftig, jedenfalls nicht im heutigen Sinn des Wortes. Für viele Krebspatienten erscheint mir der Begriff »Therapie« im antiken Sinn besser, wo er eine liebevolle Pflege und Betreuung meint, denn die Sorge um das eigene Seelenheil ist nicht immer zwangsläufig eine Frage für den Psychiater oder Psychotherapeuten. Viele Menschen haben nach wie vor große Probleme mit allem, wo das Wort »Psycho« davor steht, auch das muss man akzeptieren.

Aus orthodoxer schulmedizinischer Sicht basiert die Behandlung von bösartigen Tumorerkrankungen auf den drei Säulen: Stahl – Strahl – Chemo. Also chirurgische Maßnahmen (Operation), Behandlung mittels radioaktiver Strahlen und medikamentöse Maßnahmen, welche nicht nur die klassische zytotoxische Chemotherapie meint, sondern auch Immuntherapien, Hormontherapien und in letzter Zeit unter anderem auch vermehrt Biotech-Medikamente umfassen. Zu diesen Biotech-Medikamenten zählen etwa monoklonale Antikörper sowie intelligente Moleküle, in der Fachsprache so genannte »targeted therapies«, versuchsweise bereits auch Anti-Tumor-Impfungen.

In den letzten beiden Jahrzehnten wurde auch den Zusammenhängen zwischen dem Krebsgeschehen und psychischen bzw. sozialen Faktoren vermehrt Beachtung geschenkt. Es entwickelte sich als vierte Säule neben »Stahl«, »Strahl« und »Chemo« eine eigene Fachrichtung: die »Psycho-Onkologie«. Diese Fachdisziplin beschäftigt sich einerseits mit den Auswirkungen einer bösartigen Erkrankung auf die Psyche des Betroffenen – beispielsweise Gefühle, Gedanken, Überzeugungen, Spiritualität – und auf sein soziales Umfeld. Andererseits geht man der Frage nach, inwieweit psychische bzw. psychosoziale Faktoren Entstehung, Verlauf und Prognose von Krebserkrankungen beeinflussen können.

Die zentrale Erkenntnis der Psycho-Onkologie: Nehmen Sie den Krebs ernst, lassen Sie sich aber nicht verrückt von ihm machen. Der Krebs soll nicht Ihr ganzes Leben beherrschen. Ich weiß, das sagt sich leicht, aber mit der richtigen Behandlung und einer guten psychischen Einstellung haben Sie die besten Chancen für ein gutes Leben mit Krebs. Es ist natürlich ein Auf und Ab der Gefühle, denn es gibt Hoffnung und es gibt Rückschläge, Unsicherheit und Ängste. Trotzdem:

Versuchen Sie so normal wie möglich weiterzuleben und zweifeln Sie nie am Sinn des Lebens. **»In dem Augenblick, in dem ein Mensch den Sinn und den Wert des Lebens bezweifelt, ist er krank.«** (Sigmund Freud)

Die Effektivität sämtlicher Maßnahmen im Kampf gegen den Krebs wird daran gemessen, inwiefern es damit gelingt, die zwei Hauptbehandlungsziele in der Onkologie zu erreichen: einerseits eine möglichst hohe Heilungsrate, andererseits – in den Fällen, wo eine endgültige Auflösung der Erkrankung nicht gelingt – das Erreichen einer möglichst langen Überlebenszeit mit akzeptabler Lebensqualität. Dafür gibt es im medizinischen Sprachgebrauch eine eigene Abkürzung: »QALE«, entsprechend den Anfangsbuchstaben von »**Q**uality **A**djusted **L**ife **E**xpectancy«.
Dies bedeutet, dass eine Behandlung nur dann als erfolgreich bezeichnet wird, wenn sie entweder die Lebensqualität zu verbessern vermag oder eine Lebensverlängerung erzielt unter der Voraussetzung, dass die dadurch gewonnene Lebenszeit aus Sicht der Betroffenen auch lebenswert ist. Beispielsweise ist es wenig sinnvoll, eine Therapie durchzuführen, welche eine Lebensverlängerung von, sagen wir, zwei Monaten bringt, wenn der Patient dafür insgesamt drei Monate stationär im Krankenhaus behandelt werden muss, insbesondere dann, wenn ein Spitalsaufenthalt subjektiv als belastend empfunden wird. Lebenserhaltung um jeden Preis, also beispielsweise nur unter Anwendung ständiger nebenwirkungsreicher intensivmedizinischer Maßnahmen oder unter starken Schmerzen, möchten wir weder uns noch unseren Angehörigen wünschen.
Wenn wir die Wahl hätten, würden wohl die Allermeisten von uns ein zwar kurzes, dafür schönes intensives Leben

einem langen, aber mühsamen, schmerzreichen oder öden Dasein vorziehen. Am liebsten würden wir natürlich alle gerne lang und gut leben oder sogar ewig. Und das obwohl die Meisten von uns schon mit einem verregneten Sonntagnachmittag nichts anzufangen wissen …

Achilles, der Held von Troja, sagt zu seiner Geliebten: »Die Götter beneiden die Menschen, weil sie sterblich sind. Durch die Tatsache des unvermeidbaren Todes gewinnt jeder Augenblick an Bedeutung, wird einzigartig.«

Um der Verzweiflung über eine Lebenssituation, in der wir stecken, entrinnen zu können, müssen wir als Erstes zur Kenntnis nehmen, dass jeder von uns unweigerlich sterben wird. Vom Moment der Geburt an rückt dieses unausweichliche Ableben unablässig näher. Ferner muss uns bewusst sein, dass der Todeszeitpunkt ungewiss ist. Der Tod wartet nicht ab, bis wir unser Leben in Ordnung gebracht haben. Er kann uns völlig unvermittelt treffen. Unsere Freunde, Familie, wertvoller Besitz, den wir sorgsam angesammelt haben – nichts von alledem wird zum Zeitpunkt des Todes in irgendeiner Weise von Nutzen sein. Nicht einmal unser eigener Körper. Diese Überlegung hilft uns, nicht so sehr in den Angelegenheiten des jetzigen Lebens befangen zu sein. Gleichzeitig ist es wichtig, dass wir uns über den Wert unseres menschlichen Daseins im Klaren sind. Über das Potenzial und die vielen Möglichkeiten, die unser kurzes Leben für uns bereithält.

Eine 35-jährige Patientin erzählte Dr. Karin Halbritter vom Tod ihres Vaters: »Seit ich sein Sterben miterlebt habe, hat sich meine Angst davor verloren. Vor meiner Erkrankung an Brustkrebs konnte ich an Krebs oder Tod gar nicht denken, ohne in Panik zu geraten. Durch die Krankheit musste ich mich bewusst mit dem Thema auseinander setzen und habe gelernt zu akzeptieren, dass ich irgendwann sterben muss. Verstehen Sie mich nicht falsch, ich lebe gerne. Aber am Beispiel meines Vaters habe ich gesehen, dass es einen schönen Tod gibt, friedlich, geborgen, einverstanden. Ich glaube, dass jeder Mensch kurz vor seinem Tod etwas Wunderbares erlebt – bei meinem Vater war es so. Außerdem spüre ich, dass es ihm gut geht und er ganz in meiner Nähe ist, ich kann seine Anwesenheit förmlich fühlen.«

Solche Berichte höre ich des Öfteren. Die Ärztin Dr. Kübler-Ross hat viele Bücher über ähnliche Erlebnisse ihrer Patienten geschrieben. »Ich muss dabei auch an die Worte meiner Mutter denken, die meinem geliebten Stiefvater, als er an einem Magenkarzinom verstarb, die Hand hielt und seine plötzlich offenen Augen und den freudig erstaunten Gesichtsausdruck schilderte, unmittelbar bevor sein Herz zu schlagen aufhörte«, erinnert sich Dr. Karin Halbritter.

Immer wieder begleite ich Menschen, die sehr wohl um ihre unheilbare Krankheit wissen und in einem erbärmlichen körperlichen Zustand sind. Nicht mehr sprechen, nicht mehr essen, sich nicht bewegen können und trotzdem leben, Heiterkeit und Liebe ausstrahlen. Solange sie keine Schmerzen spüren, was in den allermeisten Fällen erreichbar ist. Und solange sie einen Menschen haben, der sie liebevoll umsorgt. Sie genießen die Zuwendung, jedes Lächeln und sie genießen es, einfach zu SEIN. So schreibt zum Beispiel Gertrude bei den Visiten auf die Frage, wie es ihr geht: »Gut.« Obwohl ihr Körper durch das Karzinom schon sehr beeinträchtigt ist. Eine alte Katze sitzt dabei auf ihrem Schoß und schnurrt, ihr Gatte steht ihr hingebungsvoll zur Seite.

Dass der Mensch die Fähigkeit hat, auch in sehr reduziertem körperlichem Zustand er selbst zu sein, zu denken, zu fühlen und zu leben, empfinde ich als beruhigend. Wenn die äußere

körperliche Ebene (siehe homöopathisches Modell S. 26) nur mehr teilweise funktionsunfähig ist, können die emotionelle und geistige Ebene dennoch gesund sein. Selbst wenn diese beiden versagen, bleibt der spirituelle Kern unversehrt und zieht sich irgendwann aus der Materie zurück.
Manfred ist 56 Jahre alt und empfindet Hass auf Gott und die Welt und sein Magenkarzinom. »Das Leben ist gemein, immer trifft es mich. Zuerst die Scheidung mit langem Streit, dann die Entlassung aus der Firma. Warum immer ich? So will ich nicht leben.« Er stößt die Worte grimmig aus, sein Gesicht ist grau und verzweifelt, seine Körperhaltung eingefallen. Die Reaktion durchaus nachvollziehbar. »Sie sind wirklich ein armer Hund«, sage ich und lächle ihn an. Ganz misstrauisch sieht er mich an, ich sehe förmlich den Kampf zwischen seinen Gefühlen. Dann beginnen seine Mundwinkel in die Höhe zu zucken. »Aha, es gibt ihn doch noch irgendwo, den humorvollen Manfred«, sage ich »ganz ernst«, mit einem zwinkernden Auge. »Ja, Frau Doktor, weil Sie ihn gerade zum Leben erweckt haben.«
Auch Jesus betete in der Nacht vor seiner Gefangennahme zu Gott – wissend, was ihn erwartete –, dass dieser Kelch an ihm vorübergehen möge. Er fügte aber hinzu: »Doch nicht wie ich will, sondern wie du willst!« Dreimal rief er diese Worte, eine Nacht lang kämpfte er, von allen verlassen, mit sich um die Akzeptanz seines Schicksals, seiner Bestimmung. Also braucht sich wirklich niemand Vorwürfe zu machen, der in einer Situation wie Manfred mit dem Schicksal hadert und länger als eine Nacht benötigt, damit fertig zu werden.
Immer wieder taucht die Frage auf: Macht Glaube gesund? Am Zentrum für Spiritualität, Theologie und Gesundheit der Duke University in North Carolina untersuchte Prof. Harold G. Koenig den Zusammenhang zwischen Glauben,

Gebeten und Genesung. Immer mehr Menschen wenden so genannte »religiöse Bewältigung« an. Die Studien haben ergeben: Religiös aktive Mensche haben eine höhere Lebenserwartung, niedrigeren Blutdruck, ein stärkeres Immunsystem und größere Überlebenschancen nach einer Herzoperation sowie weniger Depressionen – übrigens unabhängig davon, welcher Religion sie angehören. Ob diese Phänomene mit einer »höheren Macht« zusammenhängen oder mit dem Rückhalt, den der Glaube selbst und eine religiöse Gemeinschaft geben, können die Studien natürlich nicht nachweisen.

Susanne, 39 Jahre alt, reagierte in erstaunlicher Weise auf die Diagnose Brustkrebs. Mit großer Ruhe erklärte sie mir: »Frau Doktor, irgendwie war das komisch, aber mir ist blitzartig klar geworden: Schluss mit den alten Verhaltensmustern. Jetzt hör ich endlich auf damit, es jedem recht machen zu wollen.« Sie verschwendete keine Energie auf Hadern mit dem Schicksal, begab sich in chemotherapeutische, homöopathische und psychotherapeutische Behandlung und schon vor der geplanten Operation war kein Tumor mehr nachweisbar. Ja, auch das gibt es.

Beobachtungen und auch Studien haben gezeigt, wie einflussreich die Psyche des Krebspatienten im Verlauf seiner Therapie sein kann. Daher ist es so wichtig für Betroffene, eine heilsame Lebenseinstellung erlernen zu können. Humor ist eine angenehme Methode, das zu erreichen.

»Wos is, des is – wos ned is, is ned – so wias is, so is« – dieser Ausspruch, getätigt von Willi Resetarits, alias »Ostbahn-Kurti«, bei einem Konzert vor seinen begeisterten Fans, drückt eine alte Weisheit aus: Was ist, das ist – was nicht ist, ist nicht – so wie es ist, so ist es. Das Akzeptieren einer im Moment nicht veränderbaren Situation verschafft die Ruhe, sie zu ertragen. Für einen Krebspatienten bedeutet das: Ich akzeptiere, dass ich in diesem Moment einen bösartigen Tumor in meinem Körper habe. Ob ich in einigen Monaten oder Jahren gesund und am Leben bin, weiß ich nicht, aber ich tue alles dafür, was ich kann, um die Situation positiv zu beeinflussen.

Doris, 42 Jahre alt, hatte ihre Angst nach der Diagnose Brustkrebs bald überwunden. Sie konnte wieder lachen. Einige Konsultationen später – sie wurde mittlerweile operiert, bekam Chemotherapie und homöopathische Therapie – sagte sie: »Wissen Sie, Frau Doktor, ich lebe ganz normal mein Leben und lass mir den Spaß nicht verderben. Ich habe auch keine Angst mehr vor dem Sterben, das muss jeder irgendwann. Ich lebe jetzt viel bewusster, tue vieles, was mir gefällt, und genieße den Augenblick. Eigentlich bin ich glücklich!«

Hermann, ein 63-jähriger Patient, der zurzeit wegen Darmkrebs behandelt wird, erzählte mir, dass ihm folgendes Gebet immer wieder zu Ruhe und Zuversicht verhilft: »Lass mich die Dinge, die ich nicht ändern kann, erkennen und gib mir die Kraft, sie zu ertragen. Lass mich aber auch die Dinge erkennen, die ich verändern kann, und gib mir die Kraft, sie zu ändern.« Dabei hilft ihm auch folgendes Zitat von Albert Einstein, das er mir, wunderschön grafisch gestaltet, bei einem seiner Besuche in der Ordination geschenkt hat: **»Falls Gott die Welt geschaffen hat, war seine Hauptsorge sicher nicht, sie so zu machen, dass wir sie verstehen können.«**

Henry Grunwald, Journalist und früherer amerikanischer Botschafter in Wien, dem eine unheilbare Krankheit fast sein gesamtes Sehvermögen geraubt hat, schreibt: »Im Allgemeinen streben wir nach Vollkommenheit – nach völliger Gesundheit. Mit Weniger wollen wir uns nicht zufrieden geben. Wir widersetzen uns der Vorstellung, dass eine gewisse Versehrtheit nicht die Ausnahme, sondern die Regel ist, ein Teil des Stoffes, aus dem das Leben ist. Sobald wir das einmal akzeptiert haben, sieht das Leben ganz anders aus. Es wird schwieriger, aber auch lohnender. Wir schätzen dann das, was uns bleibt, anstatt zu vermissen, was uns fehlt.« Den gleichen Gedanken hat Seneca so formuliert: **»Nicht was, sondern wie man erträgt, ist wichtig.«**

»Die Erfahrung mit meinen Patienten hat mir gezeigt«, sagt Dr. Wolfgang Halbritter, »dass es kaum einen Zusammenhang zwischen der tatsächlichen objektiven Situation und den subjektiven Empfindungen des Betroffenen gibt – extreme Situationen wie beispielsweise andauernde starke Schmerzen vielleicht ausgenommen.« Einerseits gibt es kerngesunde Menschen, die höchst unglücklich sind über irgendwelche unbedeutenden Kleinigkeiten wie eine bestimmte Form ihrer Nase, einen zu kleinen oder zu großen Busen oder andere angebliche Makel im Aussehen oder in den Lebensumständen. Auf der anderen Seite gibt es Patienten mit schweren Erkrankungen und bedeutenden Behinderungen, die trotzdem eine ungebrochene Lebensfreude ausstrahlen.

Es kommt immer wieder vor, dass mir Patienten berichten, dass sie erst seit der Krebsdiagnose so richtig zu leben begonnen haben, was nur auf den ersten Blick paradox erscheint. Manche berichten sogar, dass sie ein Gefühl der »Erleichterung« erlebten, als sie die Diagnose erfuhren. Wie kann das sein?

Nun ist es so, dass es keine Sache und keine Lebenserfahrung gibt, die als rein positiv oder rein negativ gewertet werden kann. Was kann an einer möglicherweise tödlichen Erkrankung wie Krebs schon Gutes dran sein? Ein Einwand, der sich natürlich aufdrängt. Patienten, die trotz Krebserkrankung kraftvoll und glücklich wirken, können darauf meist die beste Antwort geben:

Manchmal kann uns erst eine schwere Erkrankung dazu bewegen, einen krank machenden Lebensstil zu beenden, mehr auf uns selbst zu schauen, nicht mehr nur der Sklave der Umgebung zu sein, auch einmal »nein« zu sagen. Das bedeutet keineswegs, dass man deswegen ein skrupelloser Egoist wird. Aber ein christliches Hauptgebot lautet: »Du sollst deinen Nächsten lieben wie dich selbst« und nicht »statt deiner selbst«. Im Gegenteil, erst wenn wir lernen, auch auf unsere eigenen Bedürfnisse zu schauen, werden wir die Kraft bekommen, um auch unseren Mitmenschen eine echte Hilfe geben zu können.

Fast immer bewirkt der Schock der Krankheit eine Neuordnung unserer Prioritäten, bestimmte Dinge, die wir früher für wichtig erachtet haben – obwohl sie uns eigentlich nur belastet haben –, werden unwichtig, hingegen erkennen wir oft die Bedeutung zwischenmenschlicher Liebe und Zuwendung, wird uns der Wert der Zeit plötzlich bewusst und die Aufmerksamkeit, die wir unseren lieben Mitmenschen widmen. Dadurch kann die Beziehung zu Menschen, an denen uns wirklich etwas liegt, eine neue Qualität und Tiefe erhalten. Auf der anderen Seite kann es natürlich auch sein, dass sich einige so genannte »Freunde« verabschieden, die nur an unserer Bekanntschaft interessiert waren, solange sie ihnen irgendeinen Vorteil gebracht hat, was ja eigentlich auch als etwas Positives zu bewerten wäre.

Das ungezügelte Wachstum ohne Rücksicht auf die Umgebung und letztendlich auch auf sich selbst, das ist das wesentliche Charakteristikum einer Krebserkrankung und der wesentliche Unterschied zu einer »gutartigen« Geschwulst, welche nur begrenzt wächst und »ihren« Wirt – und damit sich selbst – am Leben lässt. Eigentlich ist ein Karzinom somit nur eine Art »verwirrter Blödmann«, der die Hand, die ihn füttert, auffrisst, oder den Ast, auf dem er sitzt, konsequent absägt.

Heidi kommt seit fünf Monaten zu mir in Humortherapie, es geht ihr an manchen Tagen wirklich nicht gut, trotzdem findet sie immer wieder Worte, die so eine große Ruhe und Kraft verströmen: »Ich bin so dankbar, so unendlich dankbar für jeden Tag, den ich leben darf und leben werde. Und solang ich kann und ich die Kraft habe, werde ich dafür kämpfen. Ich konnte mir lange nicht vorstellen, dass ich trotz meines Krebses manchmal so fröhlich sein kann, dass es möglich ist, auch Freude zu empfinden. Ja, ich fühle immer wieder Lebenslust. Aber wenn der Tag kommt, an dem ich entscheide, dass es keine Hoffnung mehr gibt, weil mein Schicksal es so will, dann werde ich das beginnende Sterben, das eigentlich schon mit meiner Geburt angefangen hat, akzeptieren können, weil ich ein gutes, schönes und erfülltes Leben gelebt habe. Der Tod lächelt uns alle an, das Einzige, was man machen kann, ist zurücklächeln.«

Eines Tages kommt Heidi und bringt mir ein Geschenk mit. Es ist ein kleines Büchlein von einem Autor namens Osho mit dem Titel »Tod – Höhepunkt des Lebens«. »Osho«, sagt Heidi, »hat mir die Angst vor dem Tod genommen.«

»Wir müssen uns das Leben wie einen Fluss vorstellen: In diesem Fluss gibt es einen Punkt, der ›Geburt‹ genannt wird, und einen Punkt, der ›Tod‹ genannt wird, aber der Fluss fließt weiter. Der Fluss geht über den Tod hinaus. Der Fluss ging der Geburt voraus. Dieses flussartige Leben muss zutiefst erkannt werden; erst dann können wir das erkennen, was todlos ist. Selbstverständlich muss etwas, das todlos ist, zwangsläufig auch geburtlos sein, aber unsere gesamte Aufmerksamkeit wird in die Irre geleitet. Unser ganzer Fokus ist darauf gerichtet, wie wir dem Tod entgehen können, und nicht, wie wir das Leben erkennen können«. (Osho)

Es sitzt ein Vogel auf dem Leim,
Er flattert sehr und kann nicht heim.
Ein schwarzer Kater schleicht herzu,
Die Krallen scharf, die Augen gluh.
Am Baum hinauf und immer höher
Kommt er dem armen Vogel näher.

Der Vogel denkt: Weil das so ist
Und weil mich doch der Kater frisst,
So will ich keine Zeit verlieren,
Will noch ein wenig quinquilieren
Und lustig pfeifen wie zuvor.
Der Vogel, scheint mir, hat Humor.
(Wilhelm Busch)

5. Die Macht von Geist und Seele

»Dass der Arzt vor der Macht des Geistes, Krankheiten zu überwinden, Achtung hat.«

Eine relativ neue Wissenschaft, die Psychoneuroimmunologie, kurz PNI, untersucht seit einigen Jahren, wie sich Immunsystem, Nervensystem und Psyche gegenseitig beeinflussen und kommunizieren. Wieso hat die Psyche die Macht, dass sie uns sogar krank machen kann? Hat, was wir denken und fühlen, eine direkte Auswirkung auf das Immunsystem und die Organe? Der Volksmund bietet dazu viel Erfahrung an, um diesen Zusammenhang deutlich zu machen: »Mir ist eine Laus über die Leber gelaufen«, »Da kommt mir die Galle hoch«, »Ich nehme mir etwas zu Herzen«, »Das geht mir an die Nieren«, »Das liegt mir im Magen« usw. Anspannung, ungelöste Probleme und Konflikte können den Körper krank machen. Ausgeglichenheit und Lebensfreude tragen zur Gesundheit bei, so die Erkenntnisse der Psychoneuroimmunologie.

In diesem Zusammenhang fasziniert mich auch das Phänomen der »selbst erfüllenden Prophezeiung« (self-fulfilling prophecy). Es ist oft sehr beeindruckend, wie meine Klienten durch Eigenmotivation ihre Lebensqualität verbessern. Die Vorstellung **»mir geht es morgen gut«** kann wirklich Berge versetzen. Unrealistische Illusionen werden sich wahrscheinlich nicht erfüllen, aber ich weiß sehr genau aus der Erfahrung meiner Mutter, dass vieles möglich ist. »Ich werde morgen keine Schmerzen haben«, war ihr Standardsatz und gegen alle medizinischen Erkenntnisse hatte sie dann auch keine.

Trotzdem ist die Frage, ob seelische Einflüsse einen Tumor auslösen oder zumindest mit verursachen können, seit Jahrzehnten unter Experten heftig umstritten. Das Spektrum der Meinungen reicht von der extremen Hypothese, dass Krebs eine »Krankheit der Seele« sei und in jedem Fall durch ein schwerwiegendes psychisches Problem ausgelöst werde und daher auch durch alleinige Konfliktlösung heilbar sei, bis zum Standpunkt, dass ein Tumor eine ausschließlich auf der materiellen Ebene sich abspielende Abnormität der Gene sei und völlig unabhängig von psychischen Einfluss seinen schicksalhaften Lauf nehme.

Die Wahrheit liegt wahrscheinlich, wie so oft, irgendwo in der Mitte. Nach dem derzeit gültigen Konsens wird die Existenz einer spezifischen »Krebspersönlichkeit« – also bestimmte psychische Strukturmerkmale, welche bei Krebskranken häufiger vorkommen sollen – verneint. Die wissenschaftlichen Untersuchungen zum Thema »mögliche psychische Auslöser von Krebs« brachten bislang widersprüchliche Ergebnisse. Eine langjährige amerikanische Untersuchung[1] konnte zeigen, dass als depressiv eingestufte Persönlichkeiten in weiterer Folge fast doppelt so oft erkranken als lebensfrohe, optimistischere Individuen. Dies bezieht sich allerdings nicht spezifisch nur auf Krebs, sondern auf alle Arten von Erkrankungen.

Eine neuere Studie[2] konnte bei Frauen keinen Zusammenhang zwischen besonders belastenden Ereignissen, wie beispielsweise Jobverlust oder Tod naher Angehöriger und der Häufigkeit des Auftretens von Brustkrebs finden. Hingegen zeigte eine große norwegische Untersuchung an über 60.000 Menschen[3], dass Angst und Depression zu einer Erhöhung des Krebsrisikos um durchschnittlich 25 % führt. Besonders deutlich ist dieser Zusammenhang bei Tumoren, welche mehr auf Einflüsse unseres Immunsystems reagieren, wie z. B. Lymphdrüsenkrebs, Nierenkrebs und das Melanom. Dies passt gut zu älteren wissenschaftlichen Ergebnissen, wo nachgewiesen wurde, dass Angst oder Depression die Funktion und/oder Zahl bestimmter weißer Blutkörperchen, der so genannten Killerzellen, vermindern kann.[4] Neuerdings konnte man auch nachweisen, dass Depressionen bei Frauen das Risiko erhöhen, an Darmkrebs zu erkranken.[5]

Einleuchtend wäre es, dass psychische Ursachen über einen »Vermittler« – beispielsweise Zigaretten- oder Alkoholkonsum, Bewegungs- und Schlafmangel, ungesunde Ernährung oder Vernachlässigung der medizinischen Vorsorgeuntersuchungen – zu einer höheren Krebsrate führen könnten. Das heißt, wenn es mir psychisch schlecht geht, rauch ich mehr, schlafe weniger etc. Die Psyche steht aber auch in direkter Verbindung mit unserem Immunsystem, eine Beeinträchtigung seiner Fähigkeit zur Tumorbekämpfung, beispielsweise bei einer Depression, wäre also denkbar.

Die Erkenntnis, dass unsere Reaktion auf äußere Umstände für unser Befinden und unsere Gesundheit einen größeren Einfluss hat als die Umstände selbst, wird auch durch die moderne Stressforschung bestätigt. Bei einer großen Anzahl von Untersuchungen über die Auswirkung von Stress hat sich übereinstimmend herausgestellt, dass nicht, wie man früher annahm, Stress an sich krank macht, also beispielsweise zu Migräne, Schlaflosigkeit, Angst, hohem Blutdruck oder sogar zu einem Herzinfarkt führt, sondern davon abhängig ist, ob wir die Ereignisse in unserem Leben als belastend oder stressig *empfinden*. Entscheidend dabei ist das Gefühl, ob wir unser Leben unter Kontrolle haben oder nicht. Nur bei Menschen, welche subjektiv fühlen, dass ihnen ihr Leben entgleitet, kann man eine höhere Krankheitsanfälligkeit feststellen, unabhängig vom tatsächlichen Ausmaß der Belastungen. Humor ist eine Form der Entspannung und verträgt sich absolut nicht mit dem Gefühl von Hoffnungslosigkeit und Hilflosigkeit. Humor ist daher besonders wichtig zum Ausgleich von negativen emotionalen Erfahrungen.

Ähnlich kontrovers wird auch die Frage diskutiert, ob die seelische Befindlichkeit den Verlauf der Erkrankung und die Heilungsraten bzw. Überlebenszeiten beeinflussen kann. Dazu gibt es Untersuchungen, welche zu widersprüchlichen Ergebnissen führen. Zunächst scheint es so zu sein, dass Hoffnungslosigkeit, wenn der Patient sich aufgibt, zu einer Beschleunigung der Erkrankung und zum früheren Eintritt des Todes führt. Umgekehrt kann anscheinend ein starker Lebenswille zumindest den Zeitpunkt des Todes einige Zeit hinausschieben. Man hat festgestellt, dass die Todesrate in der Zeit vor wichtigen Ereignissen, welche schwer Kranke gerne noch erleben möchten – wie beispielsweise die Hochzeit eines Kindes, ein runder Geburtstag oder Weihnachten –, signifikant geringer ist, um nach solchen Ereignissen wieder sprunghaft anzusteigen.[6]

Aufsehen erregte im Jahr 1989 eine Studie des amerikanischen Psychiaters David Spiegel, der zeigte, dass Frauen mit fortgeschrittener Brustkrebserkrankung doppelt so lange lebten, wenn sie an einer Psychotherapiegruppe teilnahmen, wo Entspannungsübungen, Meditationen und Suggestionsübungen gegen Schmerzen gelehrt wurden.[7] Dies entsprach exakt den Berichten des bekannten Psycho-Onkologen Dr. Carl Simonton, welcher in seinem Institut in Kalifornien mittels eines speziellen Trainingsprogramms ebenfalls von einer Verdoppelung der Überlebenszeit berichtete. Eine Studie von Greer zeigte 1991 ebenfalls, dass bei Brustkrebspatientinnen drei Monate nach der Operation die mentale Verfassung und die innere Einstellung gegenüber der Erkrankung die Überlebenswahrscheinlichkeit besser voraussagen konnte als die Tumorgröße oder der histologische Grad oder das Alter der Betroffenen.[8] Das bestätigte sich in einer anderen Studie von den Wissenschaftlern Watson, Haviland, Greer, Davidson & Bliss. Sie fanden – ebenfalls bei Frauen mit Brustkrebs – heraus, dass ein hohes Maß an Hilf- bzw. Hoffnungslosigkeit nach der Operation mit einer deutlich schlechteren Prognose der Erkrankung verbunden war.[9]

Fawzy konnte 1991 zeigen, dass Patienten mit einem bösartigen Hautkrebs (Melanom), welche nach der Operation eine Psychotherapie mitmachten, deutlich seltener einen Rückfall erlitten.[10]

Hingegen wurden auch Studien veröffentlicht, welche diese positiven Ergebnisse nicht bestätigen konnten, wo im Durchschnitt kein Unterschied in der Überlebenszeit zwischen den mittels Gruppen-Psychotherapie behandelten Patienten und einer unbehandelten Kontrollgruppe gezeigt wurde.[11] Hier stellt sich die Frage, warum gleich konzipierte Studien bei Patienten mit vergleichbaren Erkrankungen zu unterschiedlichen Zeiten einander widersprechende Ergebnisse liefern. Dies könnte einmal an einer mangelhaften Durchführung einer oder mehrerer Erhebungen liegen, wofür es bei den erwähnten Arbeiten jedoch keine Hinweise gibt. Meines Erachtens ist es problematisch, Psychotherapie auf die gleiche Art wie neue Medikamente auf ihre Wirksamkeit überprüfen zu wollen.

Bei einem bestimmten Krebsmittel, also z. B. dem Chemotherapeutikum XY, ist die Wirkung im Wesentlichen vergleichbar, egal ob es in Österreich von Dr. Maier oder in London von Dr. Smith verabreicht wird. Der Effekt einer Psychotherapie, insbesondere bei suggestiven Methoden, ist jedoch sehr stark von der Persönlichkeit des Therapeuten, von seinem

Charisma abhängig, nicht zuletzt auch davon, was er selbst von seiner Arbeit hält. Es ist eine bekannte Tatsache, dass sich die Überzeugung des Therapeuten auf unbewusstem Weg auf den Patienten überträgt: Somit wird ein Therapeut, welcher von der positiven Wirkung seiner Arbeit überzeugt ist, möglicherweise bessere Ergebnisse erzielen. Ich zum Beispiel visualisiere das Leben meiner Klienten, stelle mir vor, wie sie ihr künftiges Leben gestalten wollen, und hoffe, daraus nicht nur für mich Kraft zu beziehen, sondern bei meinen Patienten auch Hoffnung und ihre »Lebensgeister« zu wecken.

Ein weiterer Aspekt ist der, dass bei der Untersuchung von Spiegel, welche ein positives Ergebnis bezüglich verlängerter Überlebenszeit liefert, ausschließlich Patientinnen in der Therapiegruppe vertreten waren, welche dies ausdrücklich wollten, also einen höheren Grad an Motivation zeigten als bei den Studien mit negativem Ausgang, wo ein wesentlicher Teil der Teilnehmer mit der Gruppentherapie sozusagen »zwangsbeglückt« wurde.

Insgesamt wurden bis heute zehn Studien dieser Art (Vergleich einer behandelten versus einer unbehandelten Patientengruppe) veröffentlicht. Davon zeigen praktisch alle eine bessere Lebensqualität, fünf eine deutlich verlängerte Überlebenszeit bei psychologischer Intervention, keine einzige Untersuchung kommt zum Schluss, dass psychologische Interventionen schaden könnten.

Cunningham und Mitarbeiter haben im Jahr 2000 an Brustkrebspatientinnen untersucht, welche Eigenschaften solche Patientinnen auszeichnen, die wesentlich länger als prognostiziert leben. Dabei zeigte sich, dass es sich dabei durchwegs um Betroffene handelte, die bereits sehr früh im Verlauf ihrer Erkrankung an Selbsthilfeaktivitäten wie Entspannungstraining und Gesprächstherapie teilnahmen, ein hohes Maß an

Eigenaktivität entwickelten und – wahrscheinlich als entscheidendes Kriterium – daran glaubten, dass ihre Aktivitäten im Kampf gegen ihre Erkrankung von Nutzen sein würden.[12] Grundlegendes Merkmal der Langzeitüberlebenden war also die Überzeugung, selbst etwas für die Gesundung beitragen zu können, also quasi das Gegenteil von Resignation und Hoffnungslosigkeit.

Wie kann Humor die Situation eines Krebskranken verbessern? Die äußeren Umstände vermag auch eine humorvolle Einstellung zunächst nicht zu ändern, also beispielsweise die Tatsache, dass man krank ist, die Notwendigkeit, sich einigen möglicherweise belastenden Therapien unterziehen zu müssen, und natürlich auch das Faktum, dass man als Mensch ein verletzliches, verwundbares und letztendlich sterbliches Wesen ist. Dies gilt prinzipiell für alle Menschen, beim Patienten mit dem Wissen um eine schwere, möglicherweise tödliche Krankheit ist diese Tatsache jedoch in bedrohliche Nähe gerückt. Der Tod tritt sozusagen in Sichtweite, eigentlich hält er uns einen Spiegel vor, der uns zeigt, wer wir in Wahrheit sind: nämlich sterbliche Wesen. Die so genannten Gesunden unterscheiden sich in diesem Punkt nur dadurch, dass sie diese Wahrheit ausblenden können – für unbestimmte Zeit.

Die Verbesserung der Lebensqualität durch fundierte psycho-onkologische Betreuung ist durch eine Vielzahl von Studien belegt. Am hilfreichsten sind solche therapeutischen Maßnahmen, welche dem Betroffenen oder ihren Angehörigen helfen, mit der Situation besser umzugehen, so genannte Coping-Strategien. »To cope with« heißt auf Deutsch, »einer Sache Herr werden« oder »ihr gewachsen sein«. Coping zeigt also, wie Menschen mit bestimmten Situationen fertig werden können. Aber auch dabei gibt es in vergleichbaren Situationen große individuelle Unterschiede. So kann z. B. eine

Krebserkrankung für einen Menschen eine enorme Belastung, für den anderen aber eine Herausforderung sein. Deshalb wählt jeder Mensch unterschiedliche Strategien, um mit der gleichen Situation zurechtzukommen. Besonders wichtig ist dabei das Entwickeln gesunder Überzeugungen in Bezug auf die Erkrankung, die Lebensumstände und nicht zuletzt auch auf die spirituelle Ebene.

Beispielsweise konnten auch Goodwin und Mitarbeiter 2004 zeigen, dass eine wöchentliche Entspannungs- und Gesprächstherapie mit Brustkrebspatientinnen die Lebensqualität signifikant verbesserte und zu einem deutlichen Rückgang von Schmerzen und depressiver Symptomatik führte.[13]

Dr. Gudrun Pohl vom onkologischen Zentrum im Wilhelminenspital Wien wollte die Fähigkeiten eines selbsternannten Wunderheilers überprüfen, welcher behauptete, mittels Handauflegen positive Energien auf seine Patienten übertragen zu können. Sie fand tatsächlich eine markante Verbesserung der Befindlichkeit der solcherart »behandelten« Patienten. Sie hatten größeren Appetit, weniger Übelkeit, Schmerzen und mehr Energie. Interessanterweise zeigten auch jene Betroffenen die gleichen Verbesserungen, die von einem Schauspieler auf gleiche Weise behandelt wurden (siehe Placeboeffekt, S. 73). Offensichtlich hatte der Wunderheiler keine außergewöhnlichen Kräfte. Was wirkte, war einerseits die menschliche Zuwendung, andererseits möglicherweise auch der Glaube des Patienten an die Wirksamkeit der Behandlung, denn der einzelne Erkrankte wusste nicht, ob er vom »echten« Heiler oder »nur« vom Schauspieler behandelt wurde.

»Es sind nicht die Dinge, die uns unglücklich machen, es ist unsere Sicht der Dinge.« Diese erstaunlich moderne Erkenntnis stammt von dem römischen Philosophen Epiktet, der in der Zeit um Christi Geburt lebte. Sie ist auf alle Situationen im Leben anwendbar, auch auf den Umgang mit einer schweren Erkrankung.

Ein positiver Gedanke, Humor oder Lachen besiegt keine Krankheiten, das ist auch bei Krebserkrankungen so. Aber dass sich dadurch die Lebensqualität wesentlich verbessert, sagen die meisten Patienten. Zum Beispiel verändert die Freude auf ein lustiges Erlebnis die Stimmung, was offenbar zu tief greifenden physiologischen Veränderungen im Körper führt, stellte Dr. Lee Berk von der University of California fest. Diese Veränderungen hätten zudem noch eine Weile nach dem eigentlichen Erlebnis angehalten. Optimismus oder die Erwartung und Vorfreude auf positive Erfahrungen sind für die Lebensqualität bei Erkrankungen entscheidend. Das stütze die Hypothese, dass dem »Prinzip Hoffnung« biologische Mechanismen zugrunde liegen, so Dr. Berk.

Freude erhöht die Anzahl an Endorphinen und anderen Hormonen, die den Körper entspannen. Schädliche Stresshormone nehmen hingegen ab. Die Lachforschung hat herausgefunden, dass sich bei Personen, die vermehrt lachen, die Blutwerte von Gamma-Interferon, Killer-Zellen und Antikörpern vermehrt nachweisen lassen: Sie haben also eine verbesserte Immunabwehr. Die körpereigene hormonartige Substanz Gamma-Interferon aktiviert und koordiniert die Produktion von mehreren körpereigenen Abwehrstoffen, während so genannte »Killer-T-Zellen« bereits infizierte Zellen vernichten. Sogar nach einigen Tagen sind bei Menschen, die sich zum Beispiel einen lustigen Film angesehen haben, wesentlich höhere Werte feststellbar als bei Personen, die in den letzten Tagen keinen Grund zum Lachen hatten.

Lachen ist vor allem ein Ausdruck der vollkommenen Spannungslösung, der Abbau negativer emotionaler Spannungen und ein Überdenken von krankmachenden Verhaltensmustern. Dadurch steigen Klienten aus einer blockierenden Selbstkontrolle aus und überlassen sich der Weisheit des Körpers und die ursprüngliche Lebenskraft kann wieder ohne Blockaden fließen. Erwachsene Menschen müssen sich das Einlassen auf Situationen, aus denen sich das Lachen entwickeln kann, oft erst wieder erwerben.

In der Humortherapie werden die Klienten motiviert, über sich selbst zu lachen, und zwar über Gedanken, Gefühle und Verhaltensweisen, die sich auf ihr Leben negativ auswirken und dadurch ihre Lebensqualität beeinträchtigen. Gerade bei einer Krebserkrankung ist ihnen der Humor über ihre Situation meistens völlig abhanden gekommen. Sie fühlen sich als Opfer widriger Umstände und glauben, jeden Handlungsspielraum verloren zu haben. Daher ist es das wichtigste Ziel, Klienten vom »Opfer« zum »Täter« zu machen. Der Therapeut »transformiert« die kontraproduktiven, entmutigenden Denk- und Verhaltensmuster der Klienten ins »Groteske«, sodass diese darüber lachen können. Das befreit sie spontan und macht sie erfahrungsgemäß wieder »handlungsfähig«. Weiters werden Energien, die bisher zur Aufrechterhaltung der Hoffnungslosigkeit eingesetzt wurden, in eine produktive Richtung gelenkt, indem Klienten humorvoll unterstellt wird, sie seien aus vielen Gründen überhaupt nicht in der Lage, sich zu ändern, dass sie den so genannten sekundären Krankheitsgewinn bereits mehr »lieben« als ihre Gesundheit. Humorvoll zählt der Therapeut auf, warum eine Änderung auch gar nicht wünschenswert sei, und reizt damit den Widerstand gegen die eigene Selbstschädigung. Natürlich glaubt der Therapeut diese »schwarzen Szenarien« nicht wirklich, sondern ist überzeugt von der Fähigkeit des Klienten, das Leben wieder selbstverantwortlich in die Hand zu nehmen und in eine positive Richtung zu lenken.

6. Angst, Wut, Verzweiflung und Schuld

»Angst ist für die Seele ebenso gesund wie ein Bad für den Körper.«
(Maxim Gorki)

Angst – und das sei zu Ihrer Beruhigung gleich vorweg gesagt – Angst ist das normalste Phänomen auf der Welt. Nur die der Angst entwöhnten Menschen der westlichen Zivilisation haben ein besonderes Problem mit ihr. Und Angst wird nur dann zum Problem, wenn wir sie als zu viel empfinden. Die große Schwierigkeit ist dann vor allem die Bewältigung dieses »Zuviel«.

Die Pest war auf dem Weg nach Wien und begegnete einem Spielmann am Stadttor, der gerade die Stadt verließ um weiterzuziehen. Er fragte: »Ich kenne dich nicht, wohin so eilig?« Die Pest antwortete: »Ich komme nur nach Wien, um 5000 Menschenleben zu holen.«
Auf dem Rückweg begegnete sie dem Spielmann zufällig wieder, der Kunde erhalten hatte, dass in Wien 10.000 Menschen an der Pest gestorben waren. Er warf ihr vor, dass sie ihn schamlos belogen hat: »Nicht 5000, sondern 10.000 Leben hast du genommen!« Die Pest aber entgegnete: »Ich nahm 5000, mehr wollte ich nicht. Die 5000 übrigen nahm die Angst.«

Ich kenne niemanden, der nicht Angst hat, gerade wenn es um Krebs geht, denn das Thema Krebs betrifft eigentlich alle Menschen. Diejenigen, die erkrankt sind, aber auch diejenigen, die nicht erkrankt sind. Es betrifft die Gesunden, wenn sie als die so genannten Angehörigen involviert sind, oder schlicht und einfach aus dem Grund, weil fast jeder Mensch in unserer westlich zivilisierten Welt die Diagnose Krebs fürchtet. Psychopharmaka sind im Akutfall eine Möglichkeit bei Angst, dürfen aber keine dauerhafte Antwort sein. Das Gespräch – in welcher Form auch immer – ist unbedingt notwendig, denn es gibt den Raum dafür, dass die Angst ernst genommen wird und einfach ausgesprochen werden kann. Dadurch nimmt sie eine Form an und wird somit fassbar.

*

Ich sitze mit meiner Mutter in der roten Wartezone. Eine Frau geht vorbei, das Gesicht bis zu den Augen mit einem Schal verdeckt. Sie setzt sich seitlich von uns nieder und sucht in ihrer Handtasche herum. Der Schal rutscht für einen Moment herunter. Das Gesicht der Frau ist eingefallen und entstellt. Ich merke, wie die Angst in mir wieder Oberhand gewinnt. Der Blick zu meiner Mutter verrät mir, auch sie ist plötzlich wieder voll Angst. Am liebsten würde ich aufstehen und gehen, dachte ich mir, als ich die Stimme meiner Mutter hörte: »Haben Sie auch Krebs im Mund?« – »Ja, ich bin heute nur zur Kontrolle hier, und wenn alles gut geht, wird mein Gesicht bald wieder wie früher sein. Man kann das heute sehr gut plastisch korrigieren.« Ihr fiel das Sprechen nicht leicht. Diese vertrauenerweckende Antwort, ihre sachliche Einstellung halbierte mein Angstgefühl. »Ich finde das sehr nett von Ihnen, dass Sie mich ansprechen. Die meisten Leute schauen weg, meiden den Kontakt mit mir.« – »Ich bin heute zum ers-

ten Mal hier«, sagte meine Mutter mit einer Stimme, die ich als normal einstufte, »ich habe schreckliche Angst, ich habe keine Ahnung, wie das weitergehen wird, ich denke, mir ist fast lieber, ich habe bald die Gewissheit über meinen Zustand als dieser Gedanke kreist ständig im Kopf herum, vielleicht ist das doch alles ein Irrtum und nicht wahr. Und dieses Angstgefühl das immer wieder hochkommt.« – »Das kenn ich sehr gut. Ich bin, als ich das erste Mal hier war, fast gestorben vor Angst und gleichzeitig hatte ich eine unbeschreibliche Wut auf alles und nichts. Und das war aber meine Rettung, denn wenn die Wut da war, war die Angst weg und umgekehrt.
Und besonders gefürchtet habe ich mich vor der Strahlentherapie. Wissen Sie, mein Mann hat auch Krebs gehabt, die Bestrahlungen waren für ihn schrecklich. Das ist schon Jahre her, ich denke aber, das ist heute nicht mehr so arg.
Können Sie mich verstehen? Mir fällt das Sprechen nach der Operation sehr schwer. Übrigens, mein Name ist Inge. Ich hoffe nur, ich habe Ihnen nicht noch mehr Angst gemacht mit meinem Gesicht«, sagte sie. »Ja und nein. Eher nein, denn

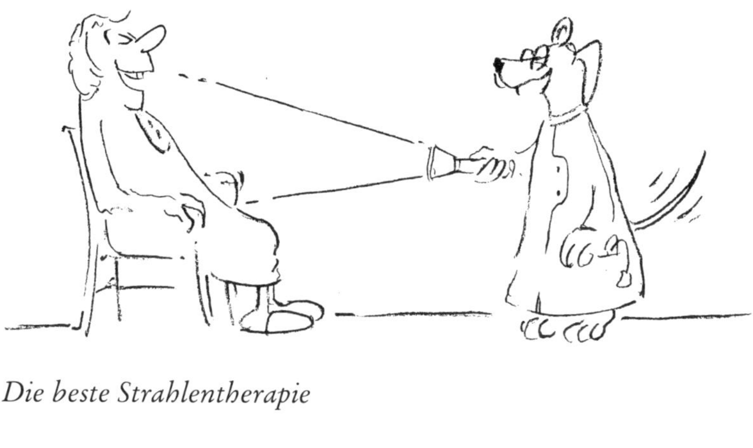

Die beste Strahlentherapie

Sie haben eine Gewissheit und die wäre mir lieber als diese Ungewissheit: Habe ich nun Krebs oder habe ich ihn nicht«, hörte ich meine Mutter sagen. Wir wurden aufgerufen. »Du wirst bald Gewissheit haben«, sagte ich und wusste in dem Moment ganz genau, dass auch ich diese Ungewissheit nicht mehr aushielt, obwohl ich den gerade gesagten Satz – »Du wirst bald Gewissheit haben« – geschmacklos fand, dessen ungeachtet er auf mich auch eine beruhigende Wirkung hatte. Und er erfüllte sich noch lange nicht. Es dauerte noch mehr als zwei Wochen, bis die endgültige Diagnose feststand.

*

Es gibt hunderte von Ängsten, weiß auch Dr. Karin Halbritter. Im homöopathischen Repertorium, das ist das Symptomenverzeichnis für homöopathische Ärzte, findet man die verschiedensten Ängste: Angst im Dunkeln, Angst vor Krebs, Platzangst, Angst vor Spinnen, Angst zu versagen, Angst vor dem Tod, Angst vor der Angst. Interessanterweise sind die gängigsten Krebsmittel, die wir in der Homöopathie verwenden, gleichzeitig starke Angstmittel.
Als bei Anna, sie ist 54 Jahre alt, ein Tumor im Darm festgestellt wird, der sich auch noch als bösartig erweist, bricht für sie ihre Welt zusammen. Bis dahin lebte sie relativ unbeschwert, verspürte keine gröberen Wehwehchen. Jetzt stellen sich Ängste ein und Verzweiflung, sie schläft schlecht, hat keinen Appetit mehr, sie fühlt sich am Boden zerstört und ihr Mann ebenso. Dabei würde sie den kleinen Tumor nach wie vor nicht spüren. Es ist die Angst, die sie krank macht. Schon die Diagnose »Krebs« macht den meisten Menschen Angst. Dabei sollten wir bedenken, wie machtvoll unser Immunsystem ist: Jeder von uns trägt ständig einige Krebszellen

im Körper, welche von unseren Abwehrzellen verlässlich erkannt und »weggeräumt« werden.

So wie das Lachen unser Immunsystem auf positive Weise stimuliert, kann Angst genau das Gegenteil bewirken. Wir wissen heute sehr genau, dass für das gute Funktionieren des Immunsystems eine gesunde Lebensweise durchaus wichtig ist und dass das seelische Gleichgewicht dabei eine entscheidende Rolle spielt. Eine entsprechende Balance zwischen Körper und Psyche ist daher absolut notwendig, um das Immunsystem zu stärken.

Zu banal erscheint uns oft eine humorvolle Sichtweise des Lebens und vielleicht spielt gerade deshalb das Phänomen »Humor« in unserem Alltag eine noch immer so unterschätzte Rolle. Ich halte seine positive Wirkung aber für eine unglaublich faszinierende Möglichkeit, die zeigt, dass eine relativ einfache psychologische Intervention eine nachweisbare biologische Wirkung haben kann, worauf mittlerweile auch viele Untersuchungen hinweisen. Es ist eigentlich unverständlich, dass die verschiedenen Aspekte des Humors weder zur Gesundheitsförderung noch im Alltag mehr eingesetzt werden.

Ganz anders als Anna reagiert Wilhelm, 60 Jahre alt. Er erzählte mir: »Frau Doktor, Sie werden es nicht glauben, was mir durch den Kopf gegangen ist, als man mir die Diagnose Krebs verkündet hat. Während der Oberarzt nach Worten suchte, die Stationsschwester irgendwie verzweifelt dreinschaute, musste ich grinsen, da mir ein Gedicht von Heinz Erhardt durch den Kopf ging: **»Die alten Zähne wurden schlecht, man begann sie rauszureißen. Die neuen kamen gerade recht, um ins Gras zu beißen.«**

Die Reaktion von Wilhelm ist eindeutig gesünder für den Organismus als die von Anna. Das ist Galgenhumor: Obwohl man die Schlinge um den Hals fühlt, taucht ein lustiger

Gedanke auf, der einem die Gelassenheit und somit Geistesgegenwart schenkt, den Kopf vielleicht doch noch rechtzeitig herauszuziehen.
Hier liegt übrigens ein Grundproblem: Die Diagnose Krebs wird in unseren Köpfen immer als Todesurteil verstanden. Das ist aber eine völlig veralterte Sichtweise. Eine neue Studie zeigt: Mittlerweile sind ca. 60 % der Krebserkrankungen heilbar, die anderen 40 % leben mit dem Krebs – wie gut und wie lange, ist sehr unterschiedlich beeinflussbar und niemals vorhersagbar. Hüten Sie sich vor Statistiken! Die Statistik sagt für den Einzelnen nichts aus, denn mit Statistiken kann man alles beweisen, nur nicht die Wahrheit.
Sicher, es gibt verschiedene Persönlichkeiten, es gibt Pessimisten und es gibt Optimisten. Wir alle haben Vorerfahrungen, die uns geprägt haben und sich wesentlich auf unser Verhalten auswirken. **»Ein Optimist ist jemand, der genau weiß, wie traurig die Welt sein kann, während ein Pessimist täglich neu zu dieser Erkenntnis gelangt.«** (Peter Ustinov) Machen Sie sich aber bitte nur keinen Stress, wenn Sie nicht so wie Wilhelm reagieren können! Die Fallbeispiele sind wirklich nur Anregungen, die Sie aber vielleicht auf Ihre ganz persönliche Art und Weise umsetzten können. Viktor Frankl nennt **»Humor die Waffe der Seele im Kampf um Selbsterhaltung«.** Man verwendet im Zusammenhang mit Krebs gerne »kriegerische« Wörter. Es ist ja auch ein Kampf, im wahrsten Sinne des Wortes. Bedienen Sie sich daher ganz bewusst der Waffe Humor: Sie werden sehen, es hilft nicht nur der Seele, sondern auch dem Körper.
Am quälendsten ist die Ungewissheit, die diffuse Angst vor etwas Undefinierbarem, vor dem, was noch alles auf einen zukommen könnte. Wenn der Betroffene diese Ängste nicht in den Griff bekommt, ist das Schlittern in eine schwere

Depression quasi vorprogrammiert und nur eine Frage der Zeit. Aus diesen Gründen ist eine psycho-onkologische Begleitung der Patienten schon vom Zeitpunkt des ausgesprochenen Krebsverdachts absolut erforderlich und in den meisten Krebszentren heute bereits anerkannter Standard.

Die Aufgabe des Arztes ist es daher auch, neben der Durchführung einer optimalen medizinischen Therapie, die an Krebs Erkrankten mit einfühlsamen Worten mit der Diagnose zu konfrontieren und über die weiteren Möglichkeiten zu informieren. Über die Therapie, deren zu erwartete Erfolgsaussichten und mögliche Nebenwirkungen. Je besser der Arzt diese Aufgaben wahrnimmt, desto eher wird es gelingen, das Vertrauen des Betroffenen zu gewinnen und seine Ängste in den Griff zu bekommen. Das ist kein Selbstzweck, sondern verbessert erfahrungsgemäß die Verträglichkeit der verschiedenen Krebstherapien.

Neben der Angst spielt auch die Schuldfrage sowohl für Patienten als auch für Angehörige eine zentrale Rolle. »Was habe ich falsch gemacht? Ich habe mir doch nichts zuschulden kommen lassen!« Ähnliche Sätze kommen meistens schon in den ersten Minuten während eines Therapie-Gespräches. Schuldgefühle zählen aber zu den schlimmsten Boykotteuren der Gesundheit. Oft reden wir uns die Schuld nur ein, wissen nicht hundertprozentig, ob zwischen der Erkrankung und bestimmten Verhaltensweisen wirklich ein unmittelbarer Zusammenhang besteht. Und speziell im Falle einer Krebserkrankung sollte man nicht allzu viel Energie für die Frage »Was ist schuld an meiner jetzigen Situation?« verschwenden, sondern alle Kraft auf die Beantwortung der Frage lenken: »Was verbessert meine jetzige Situation?«

Eine weit verbreitete »Lieblingsbeschäftigung« der Menschen war und ist es nämlich, Schuldige zu suchen. Egal ob für Überschwemmung, Erdbeben, Missgeschicke aller Art oder Krankheiten. Früher – und mancherorts noch immer – hat man die angeblich Schuldigen umgebracht. Hexen, Juden, Ungläubige, Gläubige, Behinderte, Ausländer und Andersdenkende, viele Menschen mussten daran glauben. Ich kann verstehen, dass man die Gesellschaft vor einem Verbrecher schützen muss, ihn ausfindig macht und in Gewahrsam nimmt. Bei Unfällen ist es wichtig, die Fehler, die gemacht wurden, herauszufinden, um sie in Zukunft zu vermeiden, finanzielle Wiedergutmachung durch den Verursacher des Schadens ist absolut in Ordnung. »Aber in den meisten anderen Fällen sind Schuldzuweisungen so überflüssig wie Hundescheiße am Bergschuh. Sie nützen nichts. Machen niemanden lebendig, niemanden gesund, niemanden glücklich.« So derb, aber meiner Meinung nach treffend formulierte es der »Ostbahn-Kurti«.

Bekommen Eltern ein körperlich oder geistig behindertes Kind und sie geben im ersten Moment einander oder ihren Familien die Schuld: Was bringt es außer noch mehr Kummer? Erkrankt ein Mensch an Krebs, macht er sich oft selbst Vorwürfe oder beschuldigt den Exchef wegen der Entlassung, die Exfrau wegen der Scheidung, die Eltern wegen zu wenig Liebe, und wenn ihm gar nichts mehr einfällt, dann die Mutter, und die ist immer schuld. Und der Mensch grübelt und grübelt und fühlt sich noch schlechter und grollt und grollt und grollt …

Viele meiner Klienten haben ein »schlechtes Gewissen« und große Schuldgefühle, weil ihnen während ihrer Erkrankung immer wieder von »gutmeinenden« Menschen das Gefühl vermittelt wird: »Wenn du nicht …, dann … Wärst du doch nur früher, dann … Hättest du nur auf mich gehört, dann …« Und dieses »dann« führt unweigerlich zu dem Gefühl, dass

man vielleicht doch und ausschließlich an allem selber schuld ist.
Meine Mutter ist Raucherin, keine Kettenraucherin, eher Genussraucherin. Natürlich hat auch sie sich die Frage gestellt: Wäre ich heute gesund, hätte ich nie geraucht? Und es ist ja schon eine Binsenweisheit, dass Rauchen der Gesundheit schadet. Ich bemerke, wie sich meine Mutter mit dieser Frage quält. »Und wie viele angenehme Erinnerungen hast du, wenn du deine Zigarette zum Kaffee genossen hast?«, fragte ich sie auf einer Fahrt ins Krankenhaus. »Ja schon, aber ich habe heute ein schlechtes Gewissen deswegen. Vielleicht wäre alles anders gekommen, ich bin doch selber schuld an meinem Schicksal.« – »Ja, wir wissen recht verlässlich, dass Rauchen und Krebs zusammenhängen, aber ich kann Ihnen von einem Fall berichten, ein 24-jähriger Mann, der von mir an derselben Krebsform operiert wurde wie Sie, und der hat nachweislich nie geraucht«, sagte der Professor auf meine Frage, inwieweit das Rauchen schuld sein könnte, zu meiner Mutter und mir.
Ich möchte keineswegs Ihre guten Vorsätze, Nichtraucher zu werden, konterkarieren, als eingefleischter Nichtraucher bin ich absolut dafür. Aber es geht mir hier hauptsächlich um die Frage, ob Sie Ihre kostbare Energie, die Sie zur Krankheitsbewältigung brauchen, für nicht mehr änderbare Tatsachen vergeuden. Denn das ist ganz sicher schlecht. Sie können auf jeden Fall darüber nachdenken, ob und wie Sie vielleicht künftighin das Rauchen aufgeben werden, aber »der Regen von gestern macht Sie heute nicht mehr nass« und Sie können sicher sein: Jeder Mensch hat in der Vergangenheit »Fehler« gemacht. Das liegt im Wesen des Menschen. Und was später vielleicht als Fehler wahrgenommen wird, war im Augenblick des Tuns vielleicht Freude oder Genuss und hat sehr, sehr viel zu Ihrer Lebensfreude beigetragen.

Die Annahme von seelischen Ursachen in der Tumorentstehung ist bei einigen Ärzten und Therapeuten auch deswegen sehr unbeliebt, weil sie der Meinung sind, diese Annahme könne beim Patienten Schuldgefühle auslösen, könne ihn mit der »Einsicht« belasten, dass er seine Krankheit sozusagen selbst verursacht habe. Diese Befürchtung kann ich persönlich nicht teilen. Ich neige vielmehr zu der Annahme, dass eher die umgekehrte Überzeugung, der Krebs sei ein rein auf der materiellen Ebene ablaufendes, von seelischen Faktoren unabhängiges Geschehen, beim Patienten negative Gefühle wie Hoffnungslosigkeit und Resignation fördern könnte. Meine Erfahrung zeigt, dass Patienten die Erkenntnis von eigenen ungesunden Verhaltensweisen und Überzeugungen viel eher dazu motiviert, sich gesündere Sichtweisen und eine positivere Lebenseinstellung anzueignen. Die Vergangenheit ist bekanntermaßen nicht mehr beeinflussbar, man kann aber von jeder Erfahrung, ob positiv oder negativ, lernen. Man kann lernen in Hinblick auf ein besseres Leben in der Gegenwart und der Zukunft.

Durch Analyse des Lebens von Krebspatienten vor ihrer Erkrankung findet man tatsächlich gehäuft Schicksalsschläge, Verluste, Trennungen, Traumen oder lang dauernden Kummer, Ärger, Verzweiflung, Konflikte, stellt Dr. Karin Halbritter in den Anamnesegesprächen fest. Es gibt aber andererseits viele Menschen, welche Ähnliches durchmachen und nicht an Krebs oder einem anderen Leiden erkranken. Wie das? Es ist eben nicht ausschlaggebend, *was* ein Mensch erlebt, sondern *wie* er damit umgeht, es verarbeitet. Natürlich ist es von Vorteil, wenn ein Tumorpatient sich damit beschäftigt, welchen Anteil am Problem er eventuell selbst trägt, damit er, wenn nötig, seine Reaktionen zum eigenen Vorteil ändern kann, also eine Lehre daraus zieht. Für Schuldgefühle ist die

Zeit aber eindeutig zu kostbar. Lieber vergeben Sie sich selbst und den anderen, konzentrieren Sie sich darauf, was man besser machen kann. Fliehen Sie Therapeuten, die Sie dazu verleiten wollen, endlos in alten Wunden zu wühlen, außer Sie sind Masochist. »**Wer in seinem Leid wühlt, vervielfacht es.**« (Mahatma Gandhi)

In diesem Zusammenhang erzählt Dr. Karin Halbritter ihren Patienten gerne einen Witz: Ein Psychiater sagt zum Patienten: »In den letzten fünf Jahren habe ich Sie ausschließlich wegen Schuldgefühlen behandelt. Und immer noch fühlen Sie sich wegen einer solchen Kleinigkeit schuldig? Sie sollten sich wirklich schämen!«

*

Viele Untersuchungen standen meiner Mutter noch bevor, bis endlich die Diagnose da war. Gewebeproben wurden entnommen, histologische Befunde erstellt, der erste war nicht eindeutig. Wieder warten, wieder hoffen.

Wir kommen in einen halbdunklen Raum zur Magnetresonanztomografie, MRT. Im Zimmer befindet sich ein Gerät, das wie ein Tunnel ausschaut. »In diese Röhre bringen mich keine zehn Pferde, nie und nimmer«, haucht meine Mutter mit schreckensgeweiteten Augen. »Aber das ist doch kein Problem, in 20 Minuten sind Sie schon wieder heraußen«, sagte die Schwester, die offensichtlich sehr oft mit Patienten zu tun hat, die nicht mit Freude in dieses Gerät wollen. »Aber ich habe Platzangst, ich werde verrückt da drinnen«, wehrte sich meine Mutter etwas heftiger, »ich habe wirklich Angst.« – »Wir haben heute noch viel zu tun, also bitte könnten Sie der Dame sagen, sie soll sich da oben hinlegen, auf den Rücken, und für alle Fälle hat sie eine Glocke in der Hand«, war der unmissverständliche Appell, diesmal an mich gerichtet.

Ich versuchte meine Mutter abzulenken, indem ich ihr zwei Akupressurpunkte an der Hand drückte. Ich habe das von einem Freund gelernt, ein eingefleischter Schulmediziner, der durch die Krebserkrankung seiner Frau auch zum Komplementärmediziner geworden ist. »Das hilft dir bestimmt.« In meiner eigenen Angst verwechselte ich die Punkte, drückte aber umso heftiger. »Unglaublich, wie das wirkt, ich glaube, 20 Minuten kann ich es da drinnen aushalten.« Ein spontanes Lächeln entkrampfte mein Gesicht. Meine Mutter kennt mich, sagte: »Du hast sicher irgendwo gedrückt, aber ich glaube, es wirkt trotzdem.« Ich bitte die Schwester noch einige Minuten mit meiner Mutter sprechen zu dürfen. » Das haben wir nicht gerne«, zischte sie. »Aber wir«, hörte ich mich in einem Ton sagen, den ich nur ganz selten verwende. Und im Falle von uns stimmte das »wir«, im Falle der Schwester nicht, denn sie war alleine. Und ich drückte die beiden Punkte noch fester. »Das hilft dir sicher, deine Angst, falls sie zu massiv wird, besser in den Griff zu bekommen«, hob ich im Brustton der Überzeugung hervor und dachte an alles, was ich über den Placeboeffekt gelesen habe. Meine Mutter lächelte. »Mir wäre jetzt lieber, ich würde aus deinem Griff kommen, du tust mir weh.« Jetzt erst bemerkte ich, wie fest ich ihre Hand hielt. Wir lachten und diese »Bahre«, auf der sie lag, zog sich mit einem leisen Surren in die Röhre zurück.

Ich ging aus dem Zimmer. Der Gang, auf dem ich wartete, erschien mir als die unendliche Weite des Meeres und ich fühlte mich irgendwie schuldig, hier zu sitzen, während meine Mutter den pochenden Geräuschen dieser Maschine ausgesetzt war.

7. Placebo, Nocebo, Visualisieren

»Wenn es eingebildete Kranke gibt, muss es auch eingebildete Gesunde geben.«

Dr. Wolfgang Halbritter beschäftigt sich als Schulmediziner auch mit dem Placebo- und Nocebo-Effekt in der Onkologie. Er findet, dass der Arzt vor der Macht des Geistes, Krankheiten zu überwinden, mehr Achtung haben sollte.
Der Placeboeffekt wird in der Schulmedizin nach wie vor viel zu wenig berücksichtigt. Dabei zählt er zu den faszinierendsten Kapiteln der Medizin und der Psychologie. Er könnte teilweise eine Erklärung für die positiven Effekte von Autosuggestion, Meditation, Gebeten oder das »simple« Handauflegen auf das Befinden von Krebskranken liefern.
Wörtlich übersetzt heißt Placebo »ich werde gefallen«. Gemeint ist das Phänomen, dass an sich wirkungslose Heilmittel bzw. Therapiemaßnahmen – also beispielsweise Zuckerpillen, welche wie Medikamente aussehen – eine ganze Reihe an Wirkungen hervorrufen können, vor allem dann, wenn der Proband glaubt, eine echte Arznei eingenommen zu haben.
Ein einfaches Beispiel aus dem Mediziner-Alltag: Beim Hausbesuch berichtete mir Karl, dass das neue Schlafmittel Wunder gewirkt hätte, er habe so tief und fest geschlafen wie schon lange nicht. Allerdings habe er morgens wegen eines Durchfalls sehr rasch aus dem Bett springen müssen. Da kommt mir der Gedanke, Karl könnte die Tabletten vertauscht haben und ein Abführmittel eingenommen haben im Glauben, es wären die Schlafpulver. Und so war es dann auch.

Einer der führenden Placebo-Forscher ist der Italiener Fabrizio Benedetti. Er verabreichte im Krankenhaus frisch Operierten eine Dauertropfinfusion mit – an sich völlig wirkungsloser – Kochsalzlösung und ließ die eine Hälfte der Patienten in dem Glauben, es handle es sich um eine wirksame Infusion gegen Schmerzen, die andere Hälfte der Patienten bekam ebenfalls die gleiche Kochsalzlösung, im Unterschied zur ersten Gruppe wussten diese Personen aber, dass kein Schmerzmittel im Tropf gelöst war. Beide Gruppen durften zusätzlich bei Bedarf eine echte Schmerzinjektion erhalten, wann immer sie danach verlangten. Das Ergebnis dieses Tests bestätigt den Placeboeffekt eindrucksvoll: Die Patienten, welche im Glauben waren, ein echtes Schmerzmittel in der Infusion zu erhalten, verlangten wesentlich seltener nach der Spritze als die andere Gruppe, offensichtlich deswegen, weil sie auch tatsächlich weniger Schmerzen verspürten.

Der Placeboeffekt hat aber nicht nur mit »Einbildung« zu tun, man kann wissenschaftlich zeigen, dass allein der Glaube an die positive Wirkung einer Therapie messbare Veränderungen der Gehirntätigkeit und bestimmter Hormonblutspiegel hervorruft. Bei den »Schmerz-Placebos« kann man z. B. höhere Werte von so genannten Endorphinen – vom Organismus selbst produzierten Schmerzmitteln – nachweisen.

Aber nicht nur Medikamente – geschluckt, injiziert oder auch als Zäpfchen verabreicht – zeigen diese erstaunlichen Effekte, auch Operationen können einen oft sehr ausgeprägten Placeboeffekt haben. Vor einigen Jahrzehnten wurde zur Behandlung von Angina Pectoris (bei Belastung auftretende Herzbeschwerden, welche durch Sauerstoffmangel im Herzmuskel ausgelöst werden) eine relativ einfache Operation, die Unterbindung der Brustdrüsenarterie, als äußerst wirkungsvoll gepriesen. Ein skeptischer Arzt wollte es genau wissen und führte bei seinen Patienten nur eine Scheinoperation aus, welche lediglich in einem kleinen Hautschnitt mit anschließendem Vernähen der Wunde bestand, die Brustdrüsenschlagader wurde nicht einmal aufgesucht, geschweige denn unterbunden. Und siehe da, die so behandelten Herzkranken zeigten genau die gleichen deutlichen Verbesserungen ihres Leidens wie die Betroffenen, welche sich der »echten« OP unterzogen hatten.

In den Niederlanden prüfte im Jahr 2004 Dr. Dingeman Swank an 200 Patienten, ob ein chirurgischer Eingriff zur Lösung von Verwachsungen im Bauchraum (Adhäsiolyse) in der Lage ist, chronische Bauchschmerzen, welche man diesen »Adhäsionen« zuschrieb, zu bessern. Wiederum wurde die Operation bei etwa der Hälfte der Fälle nur zum Schein durchgeführt, das heißt, es wurde zwar eine Bauchspiegelung (Endoskopie) durchgeführt, aber bestehende Verwachsungen wurden nicht angerührt. Auch dieses Ergebnis verblüfft: Nach 3 Monaten berichteten ca. 50 % der Patienten aus beiden Gruppen von einer deutlichen und anhaltenden Besserung ihrer Beschwerden. Es bestand kein Unterschied zwischen den Patienten nach der echten Operation und denen mit der Scheinoperation.[14]

In der Schulmedizin spielt der Placeboeffekt vor allem bei der Prüfung neuer Medikamente eine Rolle. Um die Wirksamkeit eines Heilmittels nachzuweisen, genügt es nämlich nicht, dass es geholfen hat – diese Erfolge könnten ja rein dem Placeboeffekt zuzuschreiben sein. Nein, das neue Medikament muss, bevor es von der Gesundheitsbehörde freigegeben wird, beweisen, dass es besser als ein Placebo wirkt. Zu diesem Zweck bedient man sich eines speziellen Studiendesigns, des so genannten »randomisierten Doppelblindversuches«.

Dabei werden wie in den obigen Beispielen die Probanden per Zufallsprinzip in zwei Gruppen eingeteilt, die einen bekommen das neue, zu prüfende Medikament, die anderen ein gleich aussehendes Scheinmedikament. Dabei weiß weder der Patient noch sein behandelnder Arzt, ob er das richtige Heilmittel oder eben ein Placebo erhält! Warum wird auch der Arzt im Unklaren gelassen, was er seinem Patienten verabreicht? Einfach deshalb, weil sich gezeigt hat, dass die Überzeugung des Arztes sich auf unbewusstem Weg auf den Erkrankten überträgt. Das heißt, wenn der Arzt an die Wirksamkeit der Therapie glaubt, so wird auch sein Patient eher vom Nutzen der Therapie überzeugt sein. Je selbstsicherer der Mediziner dabei in Erscheinung tritt, desto besser wirkt auch die Behandlung.

Dies zeigte ein Versuch aus dem Jahr 1957 von Gliedman und Mitarbeitern.[15] Ein und dasselbe Placebo wirkte zu 25 %, wenn es von einer skeptischen Krankenschwester übergeben wurde, aber 70 % der Probanden zeigten eine positive Reaktion, wenn sie die Tablette direkt vom Oberarzt erhielten, der mit dem Brustton der Überzeugung mitteilte, dass es sich um ein neues, hochwirksames Medikament handle.

Selbstverständlich haben auch erwiesenermaßen wirksame Medikamente einen Placeboeffekt, welcher zusätzlich zur pharmakologischen Wirkung auftritt und die Wirksamkeit je nach Erwartung des Therapierten mehr oder weniger verstärken, bei negativer Erwartungshaltung (»diese verdammten Pillen helfen doch sowieso nichts«) auch abschwächen oder sogar aufheben kann.

Ein guter Arzt oder Therapeut wird in gewisser Weise selbst zum Placebo durch die positive Motivation seiner Patienten. Je überzeugter er von der Qualität seiner therapeutischen Maßnahmen ist, desto kompetenter und überzeugender kann

er auf die von ihm betreuten Kranken wirken, desto bessere Resultate wird er auch erzielen.
Placebos können auch Nebenwirkungen wie beispielsweise Übelkeit, Erbrechen, Kopfschmerzen, Schwindel und sogar Fieber oder Hautausschläge verursachen, besonders bei Patienten, die vorher aufmerksam den Beipacktext gelesen haben. In diesem Fall spricht man von einer Nocebo-Wirkung (von lat. nocere = schaden).
Jeder praktizierende Arzt kennt solche Menschen, welche behaupten, keinerlei Medikamente zu vertragen, was oft tatsächlich der Fall sein kann. In den meisten Fällen allerdings spielt die negative Erwartungshaltung die größte Rolle. Man kann den Betroffenen allerdings keineswegs den Vorwurf machen, dass sie deswegen »Simulanten« seien, denn diese Vorgänge, die zur »Unverträglichkeit« auch von Placebos führen, spielen sich hauptsächlich unbewusst ab.
Dieses Problem tritt oft auch bei einer länger dauernden Chemotherapie auf. Nach dem 3. oder 4. Zyklus Chemo berichtete Ilse, dass ihr schon schlecht wird, wenn sie die Infusionsbeutel nur ansieht, oder sogar schon dann, wenn sie nur daran denkt. Bei der Infusion musste sie dann nach kurzer Zeit erbrechen, obwohl es sich noch gar nicht um die Chemo, sondern nur um eine vorbereitende Kochsalzlösung gehandelt hatte. Es soll auch vorgekommen sein, dass Patienten sich übergeben mussten, wenn sie ihren Onkologen privat in der Fußgängerzone trafen.
Diesen Vorgang nennen die Psychologen »Konditionierung« oder in diesem speziellen Fall »antizipatorisches Erbrechen«. Es handelt sich im Prinzip um den gleichen Mechanismus – einen »bedingten Reflex« –, den Pawlow in seinem berühmten Versuch mit Hunden gezeigt hat. Dabei ertönte täglich bei der Fütterung der Versuchshunde kurz vor der Ausgabe des

Fressens eine Glocke. Zu Beginn wurde der Speichelfluss der Tiere erst durch den Anblick und Geruch des Futters ausgelöst, nach einigen Tagen kam die Speichelsekretion bereits alleine durch das Glockenläuten in Gang.

Heutzutage sind die Arzneien, die wir als Chemotherapien bezeichnen, bei weitem verträglicher als noch vor einigen Jahren. Nebenwirkungen sind in den überwiegenden Fällen gut zu kontrollieren, dennoch besteht nach wie vor weit verbreitet Angst vor dieser Behandlung.

»Ich weiß, ich brauche die Chemotherapie, aber ich will nicht, ich halte dieses Giftzeug nicht aus. Mir wird schon schlecht, wenn ich nur die Infusionsflasche sehe.« Silvia, 37 Jahre, saß verzweifelt über eine Nierenschale gebeugt, ich merkte, wie sie würgte beim Gedanken an die Infusion. Sie wehrte sich mit ihrem Magen gegen die Therapie. Und tatsächlich übergab sie sich jedes Mal. Interessanterweise auch dann, wenn sie bloß eine harmlose Vitamin- oder Kochsalzinfusion bekam. Abgesehen von homöopathischen Globuli, die ich ihr sofort in den Mund steckte, erzählte ich ihr vom Visualisieren.

Sie lernte in der Folge mit Hilfe von Entspannungsübungen und ihrer Vorstellungskraft, die Behandlung in ihrem Kopf zu etwas Angenehmen, umzugestalten. Sie stellte sich die rote Infusionsflüssigkeit als süßen Himbeersaft vor, welcher durch den Körper kreisend die Krebszellen auflöst. So konnte sie auch die Neigung, zu erbrechen, abstellen.

Ein anderer Patient, Simon, 47 Jahre, vertrug eine sehr intensive Chemo ohne Probleme. Er unterstützte die Wirkung der Therapie mit der Visualisierung, die Infusionslösung bestehe aus kleinen Tumorzellfressern, die er zu seiner erkrankten Leber schickte. Bevor man ihm die Flasche anhängte, sagte er immer: »Ah, jetzt geht's dem Tumor an den Kragen. Her mit der Medizin!«

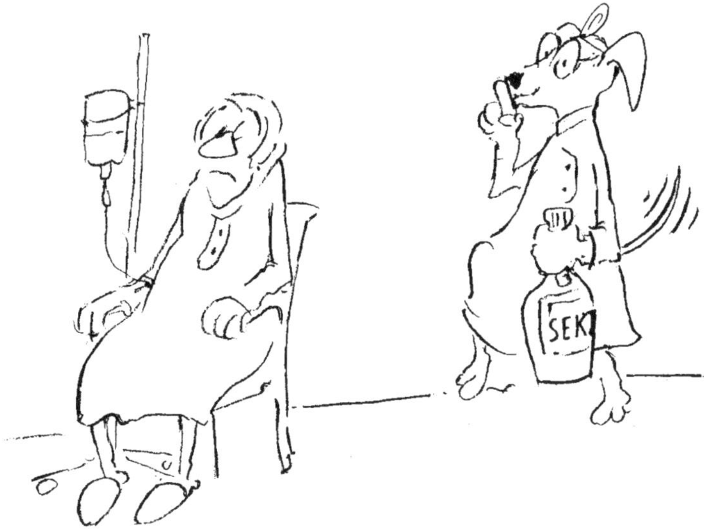

Diese Vorstellungen oder Visualisierungen werden umso einflussreicher, je öfter man sie anwendet. Während der Therapie, aber auch zwischendurch. Die Visualisierung macht sich eine Tatsache zunutze, die man fast als »Schwäche« des Körpers bezeichnen könnte: Er vermag nicht zwischen einer lebhaften psychischen Erfahrung und einer tatsächlichen physischen Erfahrung zu unterscheiden. Eine Untersuchung am Washington Medical Center zeigte schon 1984, dass solche bildhaften Vorstellungen direkte Auswirkung auf das Immunsystem haben – z. B. Erhöhung der Zahl der weißen Blutkörperchen. Wenn Sie sich vorstellen, wie goldenes Licht in Ihre erkrankte Körperregion einströmt, die Stelle sich entspannt und mehr Blut und Energie zufließt, führt dies tatsächlich zu einer vermehrten Durchblutung der betroffenen Region.

Der Erste, der seine Patienten zur Anwendung dieser Technik

ermutigte, war der amerikanische Strahlentherapeut Dr. Carl Simonton. Mittlerweile wird diese Methode der Meditation auch bei uns von vielen Krebspatienten angewendet. Bilden Sie sich ruhig etwas Gutes ein, das hat noch nie geschadet.
Beim Placebo- bzw. Noceboeffekt spielt offensichtlich die Erwartungshaltung der betreffenden Person die entscheidende Rolle. Die Vorstellung, die ich in meinem Geist bilde oder besser gesagt »ein-bilde«, scheint auf noch ungeklärte Weise eine treibende Kraft bei der tatsächlichen Realisierung zu sein. Dies gilt gleichermaßen für positive wie auch negative Erwartungen.
Es drängt sich nun die Frage auf, ob der Placeboeffekt, also die körperliche Manifestierung einer Erwartungshaltung, so weit gehen kann, dass auch ein bösartiger Tumor davon beeinflussbar ist. Zumindest bei einigen Krebsarten dürfte dies bei manchen Patienten tatsächlich der Fall sein!
Im »New England Journal of Medicine« wurde 1998 eine Studie von Martin E. Gleave et al. publiziert, welche bei insgesamt 197 Patienten mit metastasiertem Nierenkrebs die Wirkung des damals zur Behandlung dieser Tumorart häufig eingesetzten Gamma-Interferon mit Placebo verglich.[16] Dabei wurde unter anderem die so genannte Remissionsrate in beiden Patientengruppen erhoben. Darunter versteht man den Prozentsatz von Patienten, bei denen sich eine Krebsgeschwulst unter einer Therapie zurückbildet. Man spricht von einer »partiellen Remission«, wenn der Tumor zumindest um 50 % kleiner geworden ist, und von einer Komplettremission, wenn der Krebs zumindest für eine gewisse Zeit vollständig verschwindet.
Das besonders Interessante an dieser Studie ist nicht nur die Tatsache, dass sich kein Unterschied in der Effektivität zwischen Interferon und Placebo zeigte, sondern vor allem die

berichtete Remissionsrate von 6,6 %. In 3,3 % der mit dem Scheinmedikament behandelten Patienten trat sogar eine komplette Rückbildung des Tumors ein, wenn auch nur vorübergehend.

*

Nach 20 Minuten wurde meine Mutter aus ihrem »Gefängnis« befreit. »Eigentlich war es gar nicht so arg.« Und sie war sichtlich stolz auf sich. »Ob das wirklich mit den Akupressurpunkten zusammenhängt?« – »Wie dem auch sei, Hauptsache, du hast das gut überstanden.« – »Ich habe an die schönsten Geschichten und an ganz wunderbare Erinnerungen gedacht da drinnen. Eigentlich war ich fast ärgerlich, als ich wieder in die Realität herausgeholt wurde.« – »Und woran hast du gedacht«, fragte ich neugierig, weil ich, falls ich jemals in diese Röhre muss, auch so entspannt herauskommen will. »An die Frösche.«

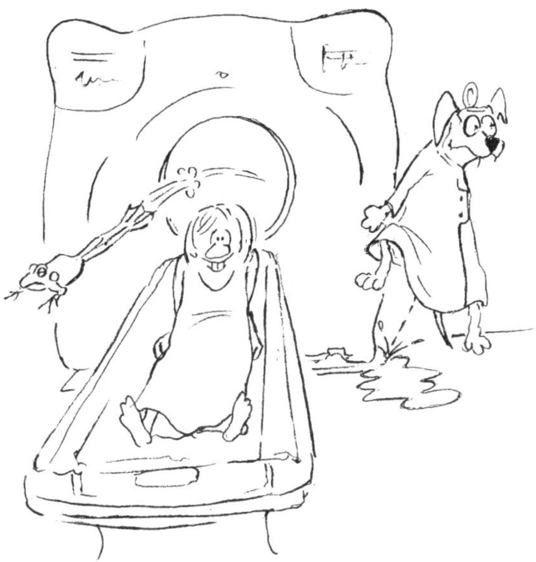

»Welche Frösche?«, fragte ich besorgt. Und während wir zur Blutabnahme gingen, erzählte sie mir die Geschichte von den Fröschen: Zwei Frösche fallen in einen großen Topf mit Milch. Der erste Frosch sagt: »Du, wir sind verloren, da gibt es kein Entrinnen, das ist unmöglich, hier wieder herauszukommen.« Der andere Frosch versucht ihn zu motivieren und sagt: »Nein, wir müssen es versuchen, das schaffen wir schon irgendwie.« Aber der erste Frosch gibt nach kurzer Zeit auf und er geht unter. Der andere Frosch aber beginnt zu strampeln. Er strampelt und strampelt. Er macht das in der unerschütterlichen Hoffnung, dass er aus diesem Topf wieder herauskommt. Er strampelt weiter und weiter und er denkt: »Was hat das eigentlich für einen Sinn, dass ich mich so anstrenge?«, aber er strampelt weiter. Und auf einmal beginnt sich die Milch zu verdicken, wird immer dicker und plötzlich sitzt er auf der Spitze eines Butterberges und ist mit einem Satz aus dem Gefäß gesprungen.
Am Gang begegnen wir dem lächelnden Arzt, er sieht uns und lächelt wieder. »Jetzt kann bei der Blutabnahme nichts passieren. Ich glaube, der bringt uns Glück«, war meine Mutter über sein liebenswürdiges Lächeln fast gerührt. Und so war es auch: Immer, wenn wir »Doc Dog« getroffen haben, war alles viel leichter.

8. Spontanheilung und Spontanremission

»Wunder stehen nicht im Gegensatz zur Natur, sondern nur im Gegensatz zu dem, was wir über die Natur wissen.«
(St. Augustin, Apostel von England, erster Erzbischof von Canterbury)

Es ist kurz nach 7 Uhr, das Telefon läutet. Ich schlafe noch, erschrecke, hebe ab, versuche dem Gefühl zu entkommen, noch nicht da zu sein. Seit dem Anruf bei meiner Einladung bin ich sensibilisiert, wenn das Telefon läutet, noch dazu so früh. Unwillkürlich denke ich negativ, aber der Klang in der Stimme meine Mutter ist nicht besorgniserregend. »Stell dir vor, ich habe einen Traum gehabt und ich wurde im Traum gesund.« Ohne dass ich sie unterbrechen konnte, sprach sie weiter. »Ganz plötzlich gesund, der rote Fleck auf meinem Gaumen war wie weggeblasen. Ich habe ihn gesucht, immer wieder gesucht, aber er war weg. Mir tut jetzt noch der Mund weh, so weit habe ich ihn aufgemacht im Traum, um nur ja alles kontrollieren zu können, aber ich konnte nichts finden. Ich habe eine Art Engel gesehen, ich konnte das Gesicht nicht erkennen, obwohl ich es wollte, er hatte zwar ein Gesicht, aber immer wenn ich versuchte es zu erkennen war es wie ein Nebel. Und dann hat er mich berührt, ich habe es deutlich gespürt, es war ein so angenehmes Gefühl und in dem Moment habe ich das Gesicht erkannt, aber ich kann mich nicht mehr daran erinnern. Und ich musste ausspucken, Sand, Unmengen von weißem Sand, und ich wusste in diesem Augenblick: Ich bin gesund.«

*

»Wer nicht an Wunder glaubt, ist kein Realist«: Dieser Ausspruch stammt vom deutschen Arzt Dr. Walter Gallmeier, der sich zeit seines Lebens der Erforschung der unerwarteten Genesung »unheilbar« an Krebs Erkrankter widmete. Der medizinische Begriff »Spontanremission« soll nicht etwa ausdrücken, dass es keinen zu Grunde liegenden Mechanismus hinter diesem Phänomen gibt, vielmehr tappt man bei der Frage nach der Ursache derzeit noch weitgehend im Dunklen.

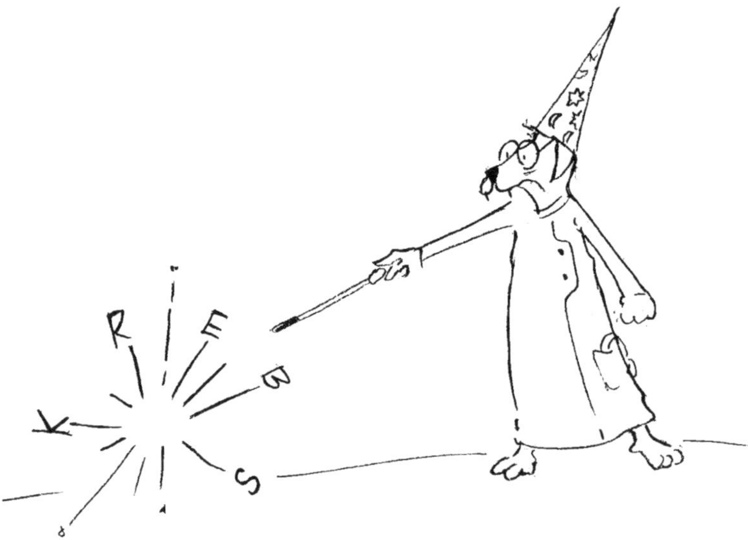

Dr. Wolfgang Halbritter weiß: Es handelt sich um ein sehr seltenes Ereignis, die Literaturangaben schwanken zwischen einer Eintrittswahrscheinlichkeit von 1:60.000 und 1:100.000. Nach meiner persönlichen Erfahrung dürfte die tatsächliche Häufigkeit deutlich höher liegen. Alleine aus meiner eigenen Tätigkeit als Onkologe kann ich bisher von sieben rätselhaften Tumorrückbildungen berichten.
Am besten erinnere ich mich an Maria, eine etwa 55-jährige Frau, die seit mehreren Jahren an einem bösartigen Melanom litt, welches bereits ausgedehnte Metastasen (Tochtergeschwülste) in den benachbarten und auch entfernten Lymphknotenstationen gebildet hatte. Somit handelte es sich um ein Stadium, welches normalerweise als absolut unheilbar gilt.
Die Abstände zwischen den Operationen wurden immer kürzer, weil die Tumore sich immer rascher nachbildeten. Drei Monate waren erst vergangen, seit Maria zuletzt Metastasen aus dem Bauch entfernt wurden, jetzt konnte sie schon wieder eine Verhärtung tasten. Sie vereinbarte daher umgehend einen Operationstermin zur neuerlichen Tumorentfernung. In der dreiwöchigen Wartezeit auf die Operation betupfte sie täglich ihren Bauch an der Stelle, wo die Tumorknoten zu tasten waren, mit Weihwasser, von dessen Herkunft ich aber nichts Näheres erfuhr.
Als der Operationstermin kam, waren die zuvor tastbaren Knoten auf mysteriöse Weise verschwunden, trotzdem entschloss sich Maria, den chirurgischen Eingriff wie geplant durchführen zu lassen. Zwei Wochen nach der Operation kam sie strahlend zu mir in die Ambulanz. Sie hatte einen schriftlichen Befund in der Hand, der das Ergebnis der histologischen Untersuchung (also die mikroskopische Beschreibung eines Gewebeschnittes) festhielt. Darin stand wörtlich: »Im gesamten untersuchten Material konnte keine einzige vi-

tale Tumorzelle aufgefunden werden, es findet sich lediglich eine amorphe Masse, welche offensichtlich zerfallenen Tumorzellen entspricht, umgeben von einem zentimeterdicken Wall an Granulationsgewebe.« Das ist eine Ansammlung von weißen Blutkörperchen, Fresszellen und Zellen, welche neues, gesundes Gewebe aufbauen. Auch ich musste zunächst ungläubig den Kopf schütteln, nachdem ich das gelesen hatte.

Von diesem Zeitpunkt an traten keine weiteren Tumore mehr auf. Sechs Jahre danach kam die Patientin, nach längerer Pause, wieder in meine Ordination – allerdings nicht wegen des Melanoms, das hatte sie offenbar bereits vergessen. Nein, wegen eines Venenleidens war sie bei mir. Sie hatte Krampfadern, die ihr ästhetisches Empfinden störten.

Das besondere an diesem Fall ist nicht nur das unerwartete Verschwinden eines tastbaren Tumors, sondern vor allem die Tatsache, dass es einen objektiven schriftlichen Befund über die offenbar vom Körper selbst eingeleitete Zerstörung des Tumors gibt.

Bemerkenswert ist auch die Schilderung der Patientin, dass sie kurz vor der Rückbildung ihres Knotens eine innere Stimme hörte, eine Art absolute Gewissheit, dass sie nun gesund werden würde. Ein ähnliches Erlebnis wird auch im Buch »Auf dem Weg der Besserung« des bekannten Psycho-Onkologen Dr. Carl Simonton beschrieben.[17] Sein Patient Reid Henson, welcher an einer seltenen Bluterkrankung (der so genannten Haarzellleukämie) laborierte, behauptete, eine innere Stimme vernommen zu haben, welche ihm seine medizinisch unerklärliche Genesung vorankündigte.

Neben dieser wundersamen Heilung der Patientin Maria wurde ich bisher Zeuge von zwei weiteren andauernden Heilungen. Eine davon betraf meine eigene Großmutter, die im Alter von 69 Jahren an einer akuten Leukämie erkrankte. Ich

kann mich noch genau erinnern, dass ihr die Ärzte der Universitätsklinik höchstens noch zwei Monate zu leben gaben. Nach sechs Monaten war sie immer noch am Leben und bei einer Untersuchung nach einem Jahr waren zum großen Erstaunen der behandelnden Professoren alle Blutwerte völlig normal, ohne dass die Art der Behandlung dies irgendwie auch nur annähernd erklären konnte. Sie lebte danach noch 17 Jahre und verstarb schließlich an Altersschwäche.
Bei einem weiteren Patienten verschwanden nach einer Nierentumoroperation die zugleich vorhandenen Lungenmetastasen ebenfalls dauerhaft anscheinend von ganz alleine. Bei vier weiteren Krebskranken verschwand der Krebs »spontan«, allerdings kehrte er nach durchschnittlich einem Jahr wieder zurück. Es handelte sich dabei um eine Patientin mit akuter Leukämie, eine Frau mit Gehirnmetastasen bei Brustkrebs, einen Lungenkrebspatienten sowie um einen Mann mit chronischer Leukämie.
Welche Erklärungen bietet die derzeitige Wissenschaft für diese faszinierenden Phänomene?
Zunächst könnte es sich lediglich um eine Fehldiagnose gehandelt haben. Das heißt, der Krebs ist deswegen verschwunden, weil es in Wirklichkeit gar keinen gegeben hat. Diese Version ist bei Medizinern mit mechanistischem Weltbild am meisten verbreitet. Wahrscheinlich ist dies die Erklärung, welche man von orthodoxen Schulmedizinern am häufigsten hört und mit ein Grund für die in der Literatur angegebene extreme Seltenheit von 1:100.000 für eine Spontanremission – eine Zahl, die meiner persönlichen Erfahrung absolut widerspricht. Offensichtlich gibt es nach wie vor viele Mediziner, die lieber die Realität ihrem Weltbild anpassen wollten als umgekehrt. Die es nicht akzeptieren können, dass es eine Realität geben könnte, welche über ihren Verstand hinausgeht.

Eine andere Theorie geht davon aus, dass irgendeine zufällige Infektion mit Bakterien oder Viren das Immunsystem auf ungeklärte Weise dazu bringen könnte, den Tumor zu erkennen und anzugreifen.

Vielleicht handelt es sich bei Spontanremissionen auch um eine Art extremem Placeboeffekt, bedingt durch einen besonders intensiven Glauben des Erkrankten an die Wirksamkeit einer Behandlung. In diesem Zusammenhang wird gern der Fall des Patienten Wright zitiert, dessen Lymphdrüsenkrebs verschwand, nachdem er ein in den Medien als »Wundermittel« angepriesenes Medikament namens Krebiozen eingenommen hatte. Als eine Studie veröffentlicht wurde, welche die Wirkungslosigkeit dieses Medikaments zeigte, kam es zu einem massiven Rückfall. Daraufhin verordnete ihm sein Arzt – diesmal bewusst – ein weiters, angeblich »neues und äußerst wirkungsvolles Medikament« (in Wirklichkeit wieder nur ein Placebo), worauf es erneut zu einer vollständigen Tumorrückbildung kam.

Oder ist eine Spontanremission doch ein echtes »Wunder«? Also das Einschreiten einer höheren, vielleicht göttlichen Macht? Als seriöser Wissenschafter darf man auch diese Möglichkeit a priori nicht ausschließen – denn man kann zwar nicht beweisen, dass es Gott gibt, man kann aber auch nicht beweisen, dass es ihn *nicht* gibt. Allerdings wird schon alleine die Annahme eines Wunders in unserer »aufgeklärten« Gesellschaft von manchen als Provokation aufgefasst.

Die amerikanische Wissenschaftlerin Caryle Hirshberg, Autorin des Buches »Unerwartete Genesungen«[18], beschäftigte sich intensiv mit dem Phänomen der Spontanheilung und suchte nach gemeinsamen Merkmalen bei Menschen, welche solch eine überraschende Wendung ihrer Krankheit erfahren durften. Sie fand, dass jeder von ihnen mit etwas in Berührung gekom-

men ist, was für ihn ganz wesentlich ist, dass sie einen Zugang zum innersten Kern ihrer Persönlichkeit gefunden haben und dann Verhaltensweisen, Lebenseinstellungen und Praktiken entwickelten, die möglichst übereinstimmend mit ihrem innersten Selbst sind. Sie fand auch einen »kämpferischen Geist« und einen »Lebenswillen« zugleich mit einer Akzeptanz der eigenen Endlichkeit, die Überzeugung, selbst auch etwas für die eigene Gesundheit tun zu können; weiters das realistische Annehmen der Diagnose, ohne die damit verbundene Prognose bezüglich angegebener prozentueller Heilungsrate oder durchschnittlicher Überlebenszeit zu akzeptieren.
Patienten mit unerwartet günstigem Krankheitsverlauf haben irgendwann eine Art »existenzieller Wendung« erfahren, ähnlich der von Buddha berichteten »Erleuchtung«. Ein »Aha-Erlebnis«, eine andere Sicht der Dinge; weg vom täglichen »Vor-sich-Hinleben«, das wir alle in unserem normalen Leben kennen, hin zu der Empfindung der Unmittelbarkeit des Lebens. Meist können die Erkrankten den genauen Zeitpunkt angeben, zu dem es zu dieser inneren Wendung gekommen ist, wo es nicht mehr heißt »ich will nicht sterben«, sondern »ich will leben«.
Die Wissenschaft der Psychneuroimmunologie kennt heute auch bereits mögliche Mechanismen, wie psychische Vorgänge eine objektive Veränderung herbeiführen können, also den Verlauf einer Krebserkrankung ändern könnten. (Siehe auch ab S. 51)
Es konnte wiederholt nachgewiesen werden, dass unsere Stimmungen und Gefühle unsere Immunfunktionen beeinflussen. So findet man eine verminderte Funktion bei bestimmten weißen Blutkörperchen bei Männern, die ihre Frau bzw. Lebenspartnerin durch Tod verloren haben, und zwar durchschnittlich ein Jahr der Trauer lang. Das Ansehen von

Slapstickvideos wie zum Beispiel von Stan Laurel und Oliver Hardy alias Dick & Doof verbesserte hingegen die Immunlage bei gesunden Probanden ebenso wie eine Vorführung über den fürsorglichen Einsatz von Mutter Teresa für arme Kinder der Dritten Welt.

Auch das Lachen an sich und allgemein eine humorvolle Grundhaltung sind nachweislich in der Lage, unsere Abwehrkräfte gegen Viren, Bakterien und auch Tumorzellen zu stärken.

Auf keinen Fall sollte man jedoch die positiven Berichte über einige unerwartete Genesungen zum Anlass nehmen, die eigene Krebserkrankung jetzt ausschließlich mit seelischer Anstrengung sozusagen »wegmeditieren« zu wollen und auf die Durchführung einer Operation, Bestrahlung oder Chemotherapie zu verzichten. Nach wie vor gibt es keinen Weg, eine Spontanheilung durch das Anwenden bestimmter Techniken bewusst herbeizuführen. Man kann höchstens die Voraussetzungen dafür schaffen, eventuell die Wahrscheinlichkeit erhöhen, dass solch ein Ereignis eintritt.

Doch um ein ausreichend langes Leben in guter Qualität bei einer Krebserkrankung zu bekommen, ist das Verschwinden des Tumors nicht unbedingt Voraussetzung. Viel häufiger als eine spontane Tumorrückbildung ist ein außergewöhnlich günstiger Verlauf der Erkrankung, ohne dass der Krebs dabei vollständig verschwindet. Diese Patienten leben mit ihrem Tumor lange Zeit sozusagen im Gleichgewicht, sie haben trotz ihrer Erkrankung ein relativ langes Leben mit guter Befindlichkeit.

Meines Erachtens ist es daher der falsche Weg, an sich zu arbeiten mit dem primären Ziel, den Tumor zu verkleinern oder ganz wegzubringen. Damit wäre automatisch der Tumor im Mittelpunkt der Aufmerksamkeit und nicht das Leben. Die medizinische Bekämpfung des Tumors sollte man den behandelnden Ärzten überlassen. Viel besser wäre es, sich auf den Moment, den heutigen Tag, die Gegenwart, das »Hier und Jetzt« zu konzentrieren. Die Frage sollte also nicht lauten »Was kann ich tun, damit der Krebs weggeht oder damit ich länger lebe?«, sondern »Was kann ich dazu beitragen, damit ich mich heute, im »Hier und Jetzt«, besser fühle?« **»Es kommt nicht darauf an, dem Leben mehr Jahre zu geben, sondern den Jahren mehr Leben zu geben.«** (Sprichwort)

*

Der Traum meiner Mutter hatte sich nicht erfüllt. Sie war an diesem Tag in einer ganz eigenartigen Stimmung. Schwankte zwischen dem Gefühl »Mir ist alles egal« und »Vielleicht wird doch alles gut«. Und ich konnte sie so gut verstehen. Wie einfach wäre alles plötzlich gewesen. Es wurde aber immer komplizierter. Alle möglichen Varianten der Behandlung wurden besprochen, Operationstechniken erwogen. Und immer wieder Hoffnung und Verzagtheit. Immer wieder die bange Frage: »Werde ich mein Gesicht verlieren?« Und trotzdem war da ihr unglaubliches Talent, sich nicht unterkriegen zu lassen. »Ich weiß, dass ich Krebs habe, ich weiß zwar nicht genau, was noch alles kommen wird, ich habe manchmal schreckliche Angst, aber ich werde meinen Humor nicht verlieren.« Das war ihr Vorsatz. Ich bekomme sogar Anrufe von Freunden meiner Mutter, die glauben, sie hat das alles nicht realisiert, weil sie oft so gut drauf ist. »Du musst mit ihr reden oder soll ich das machen?«, war der verzweifelte Versuch einer Freundin, die Dinge real zu sehen. »Stell dir vor, sie lacht in dieser Situation! Es muss ihr doch schlecht gehen, ich versteh nicht, warum sie alles verdrängt, also ich …« Ich halte den Hörer weit weg vom Ohr und in eine zwar leise, aber kreischende Geräuschkulisse denke ich: Von wegen verdrängen! Und die kennt meine Mutter seit mehr als 40 Jahren?

9. Angehörige

»Niemand ist nutzlos in dieser Welt, der einem anderen die Bürde leichter macht.«
Charles Dickens

Mein ganzes Leben hat sich schlagartig und total verändert. Ich verbringe sehr viel Zeit mit meiner Mutter, nicht nur im Krankenhaus. Alle Untersuchungen sind nun abgeschlossen, der Befund steht eindeutig fest – Plattenepithel-Karzinom – es ist nur noch die Frage, wie wenig, oder besser gesagt, wie viel von Gaumen und Kiefer herausoperiert werden muss. Aber das kann man nur während der Operation genau feststellen. Immer öfter sprechen wir über Inge, die so zuversichtlich war, dass ihr Gesicht wieder »hergestellt« wird. Und der Professor beruhigt meine Mutter auch sehr liebevoll, dass heutzutage die plastische Chirurgie viel zu leisten vermag. Und auch dieser Gedanke verliert allmählich seinen Schrecken, weicht der Zuversicht und dem Lebenswillen meiner Mutter. Irgendwie entsteht eine ausgesprochene, aber noch viel mehr eine unausgesprochene Kraft und Stärke in uns: Wir schaffen das! Ansonsten haben wir uns an den neuen Lebensrhythmus gewöhnt. Mein Handy ist der beste Helfer: Ich verschiebe Termine, ich sage Termine ab, wenn eine Untersuchung länger dauert. Die Zeit scheint manchmal stehen zu bleiben.

Es ist ein eigenartiges Gefühl, je näher die Operation auf uns zukommt. Ich meine natürlich auf meine Mutter, aber nach all dem, was wir gemeinsam erlebt haben in den letzten Wochen und Tagen, kann ich mit Fug und Recht sagen: auf uns. Dann steht auch der Termin fest. Ich persönlich fühle mich wie in einem Flugzeug, das auf der Startbahn steht – alle Turbinen laufen bereits auf vollen Touren, die Maschine wartet nur mehr auf das erlösende »go«. Und dann geht's in die Luft, ungeachtet dessen, wie und ob und wo sie ankommt. Aber es gibt kein Zurück mehr, denn ist es ein großes Risiko, den Start abzubrechen. Dieses eigenartige Gefühl befällt mich immer wieder. Einerseits: jetzt nur nicht aufgeben; andererseits: jetzt weit weg, ganz weit weg sein.

Der Termin für die Operation ist für Montag angesetzt. Wir mussten also am Sonntag zu Mittag in der Klinik sein, es waren noch einige Vorbereitungen und Untersuchungen notwendig. Die Fahrt zum Krankenhaus unterschied sich in der Stimmung total von den anderen Fahrten der letzten Tage. Nicht einmal über »Doc Dog« haben wir gesprochen. Hin und wieder machte entweder meine Mutter oder ich den Versuch, über irgendetwas zu sprechen, aber so recht war uns beiden nicht danach, was aber von keinem von uns beiden angesprochen wurde. Endlich die Tiefgarage, dann der Lift – auch am Sonntag kündigt die Stimme alle Ebenen an; der einzige Vorteil am Sonntag: Es sind fast keine Menschen im Lift. Wir müssen in den 18. Stock. Der Lift fährt durch. »Wie mit einem Schnellzug«, versuche ich unserer beiden Stimmung zu lockern.

Auf der Station werden wir von einer sehr netten Schwester gefragt, was wir denn hier wollen. Nachdem ich unseren Namen mehrmals und auch deutlich, wie mir meine Mutter versichert, sage, wundert sich die Schwester nur und meint, »nein, Sie haben kein Bett«. Das Gesicht meiner Mutter hellt zum ersten Mal auf an diesem Tag. »Nein, sicher nicht«, wiederholt sie, »das wüsste ich.« Sie greift zum Hörer. Ihre

Miene verfinstert sich immer mehr, die meiner Mutter erhellt sich immer mehr. »Bitte, Sie müssen warten, der Herr Oberarzt kommt gleich.« Das Telfon läutet. Die Schwester nickt ohne etwas zu sagen. »Sie sollen bitte in die Ambulanz kommen.« Meine Mutter, die ganze Zeit eher abwartend, meint nur: »Also ich brauch das Bett nicht, ich fahre mit dir nach Hause. Ich warte hier, geh du in die Ambulanz.« – »Ja leider, ich weiß auch nicht, was passiert ist, der Herr Professor ist bei einem Kongress, der ist erst morgen wieder da, aber wir haben kein einziges Bett frei.«

Ich fahre von der Ambulanz wieder in den 18. Stock, diesmal nicht so reibungslos, die Besuchszeit hat begonnen. »Und wo ist meine Mutter? Und überhaupt: Wie soll das weitergehen?«, frage ich die Schwester. »Die Dame ist gegangen und rufen Sie bitte morgen in der Früh im Sekretariat an.« – »Wohin gegangen?« Ich bin ratlos, ärgerlich, wütend. »Und ihre Tasche steht da im Weg, die nehmen Sie bitte mit.« Ich war an einem Tiefpunkt angelangt, am tiefsten bis jetzt. Draußen am Gang vor den Liften sitzt meine Mutter, selig vor sich hingrinsend. »Wir fahren nach Hause, das ist ein Zeichen des Himmels. Ich will nur nach Hause. Du schaust so komisch, was ist los mit dir?« – »Nichts«, sagte ich und mein Magen war wie der zu einer Spirale gedrehte Katzenschwanz von Fritz the Cat im Zeichentrickfilm. »Nichts«, wiederholte ich, »nichts, nur ein Fehlstart.« – »Genau so fühlt man sich, wenn man dem Teufel von der Schaufel springt«, denkt meine Mutter laut. »Ebene 17«, erschallt es wie zum Hohn aus dem Lautsprecher im Lift und wir fangen haltlos an zu lachen.

»So gut hat mir noch kein Kaffee geschmeckt« war der glückselige Kommentar meiner Mutter, als wir zu Hause gemütlich Kaffee tranken. »Und wie ich mich erst auf *mein* Bett freue, wer hätte das gedacht, ich schlafe heute Nacht in meinem

Bett. Und übrigens: Ich lasse mich gar nicht operieren, ich fahre morgen sicher nicht ins Spital, ganz sicher nicht!« Es existiert ein altes Kinderfoto – schon braun verfärbt – von meiner Mutter, auf dem sie unglaublich frech, widerspenstig und trotzig dreinschaut, und genauso schaute sie mich in diesem Augenblick an.

*

Familienangehörige, Lebenspartner, Freunde und Bekannte werden im Falle einer schweren Erkrankung fast ebenso aus der Bahn geworfen wie die Erkrankten selbst. Man kann sagen, in einem Ausmaß, als wären sie selbst betroffen. Beim ersten Auftreten von Symptomen sind es oft nahe stehende Menschen, die die Betroffenen dazu bewegen, zum Arzt zu gehen, weiß Dr. Karin Halbritter. Wenn dann eine Diagnose feststeht, haben sie nicht nur die Sorge und Angst, sondern vor allem auch die Unsicherheit, was da auf sie zukommt. Und dazu kommt das schlimme Gefühl der Hilflosigkeit, der Untätigkeit, der Frage: »Was mache ich falsch? Was mache ich richtig?« Diese Frage stellt sich tatsächlich zu Recht, denn vielen Menschen fehlt es an der notwendigen Erfahrung, wie man den emotionalen Veränderungen des Kranken begegnen soll.

Ein weiterer Faktor im Zuge einer solchen Situation ist es, wie man seine eigenen Gefühle diesbezüglich wahrnimmt, sie erkennt und sich auch darauf einstellen kann. Patienten und Angehörige fühlen sich der Krankheit im wahrsten Sinn des Wortes ausgeliefert, sie bestimmt den Tagesablauf, das Denken, das ganze Leben. Und Humor ist in diesem Zusammenhang schon gar nicht angebracht, denken die meisten, nicht wissend, dass er gerade dann eine der größten Hilfen sein kann.

Die Erfahrung hat gezeigt, dass das Befinden, insbesondere in früheren Stadien der Erkrankung, normalerweise wesentlich stärker von psychischen Faktoren als von körperlichen Beschwerden beeinträchtigt wird. Das Leid beginnt meist schlagartig mit der Mitteilung der Diagnose und den damit verbundenen negativen Vorstellungen und Ängsten, welche dann im Kopf der Betroffenen zu kreisen beginnen und anscheinend nicht zu stoppen sind. Ängste betreffend die eigene Zukunft, die Vorstellung vor Leid und Tod, aber auch die Sorge um die Angehörigen. »Wie soll ich es meinen Kindern, meiner Frau, meinem Mann sagen, wie werden die darauf reagieren?«

Ich bin mir nicht sicher, was härter zu ertragen ist: selbst an Krebs zu erkranken oder einem lieben Menschen dabei zusehen zu müssen – besonders wenn es sich um einen so nahe stehenden Menschen wie das eigene Kind, den Lebenspartner oder einen Elternteil handelt. Ein Grund, warum es den meisten Angehörigen schlecht geht, ist die Angst, den Menschen, den sie lieben, zu verlieren. Hierbei steht das eigene Gefühl des Verlustes im Zentrum, nicht der Erkrankte. Wenn ich Betroffene frage: »Könnten Sie es aushalten, ohne Ihre Frau, Ihren Mann oder Ihr Kind zu leben?«, kommt meistens die Antwort: »Ich könnt es, wenn ich müsste, aber ich will nicht.« Es kann gut tun, sich bewusst zu machen und zu unterscheiden: Welche Sorgen mache ich mir um mich selbst und welche um meinen kranken Angehörigen.

Ebenso wird das Gefühl der Hilflosigkeit, das Nichts-dagegen-tun-können als unerträglich empfunden. Dies führt nicht selten zu einem Aktivitätszwang in der Suche nach Behandlungsmöglichkeiten. Bis zu einem gewissen Grad macht dieser Einsatz Sinn, allerdings übersehen manche in ihrem Eifer die Wünsche und Grenzen des Patienten. So wie in folgender

Geschichte: »Wach auf Josef«, sagt die Ehefrau und schüttelt ihren tief schlafenden Mann. »Was ist los? Ist was passiert?«, fragt der aufgeschreckte Gatte. »Nichts. Ich habe nur vergessen, dir deine Schlaftabletten zu geben.«
Mein Patient Hans, 67 Jahre alt, flüsterte mir zum Beispiel in einem Moment, in dem seine Frau den Raum kurz verlassen hatte, zu: »Frau Doktor, ich muss Ihnen das sagen: Jeden Augenblick kommt sie mit einem anderen Saft oder Tabletten, die angeblich gesund sind, dann schleppt sie mich von einem Heiler zum nächsten, aber ehrlich gesagt geht mir das schon gewaltig auf die Nerven. Eigentlich will ich meine Ruhe.«

»Nachdem Gott die Welt erschaffen hatte, schuf er Mann und Frau. Um das Ganze vor dem Untergang zu bewahren, erfand er den Humor.« (Guillermo Mordillo)

Es war gar nicht so einfach, seiner Frau zu erklären, dass ihre Bemühungen den Ehemann eher belasteten als halfen. Ihre Reaktion unter Tränen: »Aber dann kann ich ja gar nichts mehr für ihn tun.« Irrtum! Abgesehen vom Kümmern um die Dinge des täglichen Lebens, dem Kontakt zu Freunden und Bekannten, der Funktion als Auskunftszentrale besteht das Wichtigste, das Angehörige tun können, darin, den erkrankten Menschen nicht alleine zu lassen, mit ihm die schwierige Zeit durchzustehen, ihm Zuneigung und Fürsorge angedeihen zu lassen. Ihn zu respektieren, egal wie sein Zustand ist. So oft wie möglich mit ihm gemeinsam zu lachen. Jeden Augenblick mit ihm genießen, denken: Ich liebe dich trotz alledem, ich lache und weine mit dir, ich hoffe mit dir, ich bin da und halte es aus, so wie du.
Glauben Sie mir, es braucht keine bestimmten Worte oder Taten. Wenn einem die Worte fehlen – und das tun sie oft –:

ein Händedruck, eine Umarmung sagen alles. Der Angehörige kann dem Patienten die Erkrankung normalerweise nicht abnehmen, aber er kann helfen, sie zu ertragen. Dies alles hat mich langjährige Erfahrung im Umgang mit Krebspatienten und deren Familien gelehrt.

»Das Zusehen-Müssen und Nichts-ändern-Können angesichts des Leidens zerreißt mir fast das Herz«, meinte Barbara, deren kleiner Sohn Manuel an einem Kopftumor litt. »Das Einzige, was mir hilft, ist, dass ich an einen Sinn in diesem Dasein und an ein Leben danach glaube.« Barbara verbrachte die Tage singend, spielend, lachend mit dem Buben. Der Kleine genoss es und litt sichtlich weniger als die Mutter.

Die Auseinandersetzung mit der eigenen Endlichkeit, die Entscheidung für oder wider eine spirituelle Einstellung gleichgültig welcher Konfession beschäftigt früher oder später jeden Menschen, den Krebspatienten und seine Bezugsperson in jedem Fall. Die Erfahrung zeigt: Der Glaube an einen höheren Sinn, das Vertrauen, dass es gut ist, wie auch immer es ausgehen mag, setzt enorme Energie frei. Daher kann ich alle Betroffenen nur zu einer solchen Haltung ermutigen und den Materialisten sagen: Lassen Sie es offen, schließen Sie keine Möglichkeit aus. **Alles im Leben kann einen Sinn haben, auch der Blödsinn.**

Übrigens: Haben Sie gewusst, dass es wissenschaftliche Untersuchungen über die Wirkung des Gebetes auf den Genesungsfortschritt gibt? Die Gruppe der Patienten, für die – ohne dass sie es wussten –, gebetet wurde, zeigte größere Therapieerfolge und längeres Überleben als die Vergleichsgruppe. Also auch das können Angehörige für ihre Lieben tun. Eine Sache, die Bezugspersonen sich unbedingt ersparen sollten, ist das Mitleiden. Das Wort drückt aus, was es ist: Der ursprünglich nicht Erkrankte leidet mit, so sehr, dass er

ebenfalls krank wird. Dieser Umstand ist weder erwünscht noch sinnvoll in einer Zeit, in der man all seine Kräfte braucht. Es bringt auch dem Kranken keine Erleichterung, wenn sein Partner ebenfalls hilfsbedürftig wird. Ein Sprichwort sagt: **Mitleid verdoppelt Leid, Mitgefühl halbiert es.** Mitgefühl ist eine wunderbare Eigenschaft. Es bedeutet: Wir schenken Verständnis, Aufmerksamkeit, Zeit und Liebe her.
Im Übrigen erfordert es viel Geduld, Einfühlungsvermögen und Selbstdisziplin, jemanden in einer schweren Krankheit zu begleiten. Ruhepausen und Rücksichtnahme auf die eigenen Bedürfnisse sind Voraussetzung für diese Leistung. Lachen kann wunderbar für Entspannung und Unterbrechung der Belastungen sorgen.

»Eine humorvolle Lebenseinstellung wirkt sozusagen wie ein Schwimmgürtel auf dem Strom des Lebens.«
(Wilhelm Raabe)

Dass die Hilfe von Angehörigen nicht immer entsprechend geschätzt wird, zeigt folgende Geschichte:
Ein alter, kranker Mann sagt zu seiner Frau: »Weißt du, Lieserl, du hast mich nie allein gelassen. Als ich in den Krieg ziehen musste, wurdest du Rotkreuzschwester, nur um bei mir sein zu können. Und als ich verwundet wurde, warst du an meiner Seite. Als ich meine Arbeit verlor, bist du bei mir geblieben. Dann kam die Inflation, wir hatten gar nichts mehr, du aber warst da. Jetzt liege ich im Sterben und du bist immer noch bei mir. Weißt du was, Lieserl? Ich glaube, du bringst mir Unglück!«
Ich bin überzeugt, Ihnen geht es besser als dem armen Lieserl, aber vielleicht überlegen Sie sich, ob die nachfolgenden Punkte zur Verbesserung Ihrer Situation als Angehöriger

beitragen könnten. »Besser leben mit Krebs« soll ja auch die Devise für Sie sein.

- Denken Sie vor allem auch realistisch über die eigene Belastbarkeit nach.
- Suchen Sie gemeinsam, die veränderte Lebenssituation möglichst normal zu gestalten.
- Sie möchten helfen, aber sich nicht aufdrängen. Fragen Sie ganz einfach: Was kann ich für dich tun?
- Reden Sie offen über Themen wie Schuldgefühle, Offenheit, Verschwiegenheit.
- Besprechen Sie Konfliktsituationen und suchen Sie nach Lösungsmöglichkeiten. Auch wenn nicht jedes Gespräch gelingt, versuchen Sie es immer wieder.
- Nehmen Sie Hilfsangebote zur Erleichterung in der Pflege an.
- Eine humorvolle Kommunikation kann eine große Hilfe im Umgang mit Patienten sein.

10. Von der Bedeutung einer heilsamen Kommunikation

»Was man ernst meint, sagt man am besten im Spaß.«
(Wilhelm Busch)

Dieser Satz von Wilhelm Busch wird, je älter ich werde, immer mehr zu meinem Lebensmotto. Also redete ich meiner Mutter gut zu, und das tatsächlich mit Humor. Das Ergebnis war: Wir fuhren am Montag wieder ins Krankenhaus. Diesmal in einer besseren Stimmung – Übung macht den Meister – und diesmal mit Bett. »Wenn ich nicht aus der Narkose erwache, dann bitte …« Ich hörte nicht wirklich zu, denn ich hatte oder wollte keinen Zweifel haben. »Du erwachst«, sagte ich streng. »Wie du mit mir sprichst, ›so spricht man nicht mit Patienten‹, sagst du immer. Und zuhören könntest du mir auch. Du erzählst mir immer von deiner einfühlsamen Art, deine Klienten zu beobachten. Du müsstest doch merken, wie es mir im Moment geht.«

*

Während einer Vorlesung im ersten Semester sagt der Professor: »Meine Damen und Herren, zwei Dinge zeichnen einen wirklich guten Arzt aus. Erstens: die Fähigkeit, Ekel zu überwinden. Zweitens: eine einfühlsame Beobachtungsgabe.« Spricht's und taucht seinen Finger in ein Gefäß mit einer ekeligen, stinkenden Flüssigkeit. Er zieht den Finger wieder heraus und schleckt ihn zum Entsetzen der Studenten ab. Dann nimmt er das Glas, geht zur ersten Sitzreihe und stellt es vor einem Studenten auf den Tisch. Dieser ziert sich eine Weile, taucht dann aber doch seinen Finger in das Glas und schleckt ihn mit angewiderter Miene ab. Der Professor aber sagt: »Ihren Ekel haben Sie zwar überwunden, aber Ihre einfühlsame Beobachtungsgabe lässt doch sehr zu wünschen übrig. Denn ich habe den Zeigefinger eingetaucht und den Mittelfinger abgeleckt.«

Eine einfühlende Beobachtungsgabe ist für eine geglückte Arzt-Patienten-Beziehung eine notwendige Voraussetzung. Es gibt viele »positive« Kommunikationsformen, die jedenfalls Menschen helfen, mit Problemen während der Erkrankung besser fertig zu werden und ihr Leben dadurch in den Griff zu bekommen. Dabei taucht immer wieder in der Diskussion das Bild vom guten alten Hausarzt auf: Er ist das optimale Modell für den Umgang mit der emotionalen Befindlichkeit, aber auch für mehr Sensibilität dem Patienten gegenüber. »Negative« Kommunikationsformen hingegen können sowohl der Beziehung zum Patienten als auch dem Krankheitsverlauf mehr oder weniger schaden – schaden tuen sie in jedem Fall.

»Mediziner sind auch nur Menschen.« So formulierte das ein Arzt im Gespräch mit Astrid, als sie ihn bat, doch mehr auf ihre Fragen einzugehen. »Und warum verhalten Sie sich dann nicht menschlich?«, war Astrids Antwort. Sie erzählte mir in der Therapiestunde, dass sie das Gefühl hat, immer wenn sie eine Frage stellt, keine oder nur ausweichende Antworten zu bekommnen.

Bei meiner Seminar-Reihe »Humor als Brücke zum Patienten«, die ich in Krankenhäusern halte, wird mir immer wieder von Mitgliedern des Krankenhauses über Klagen von Patienten und ihre Beziehungen zu Ärzten und Pflegern be-

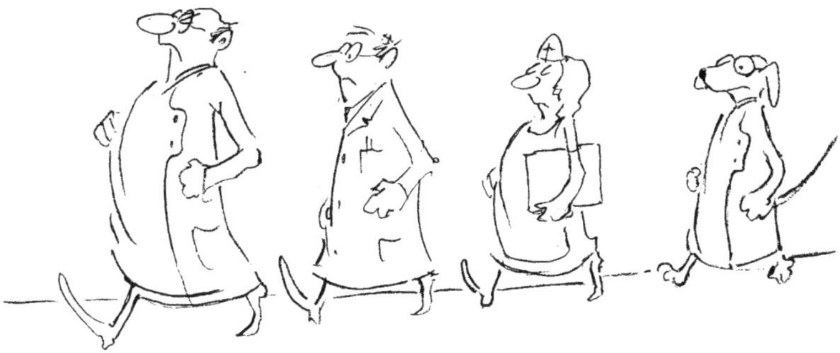

richtet. Aber auch Patienten selber schildern mir häufig, dass sie sehr oft nicht verstehen, was zu ihnen gesagt wird, da ihnen die Sprache, Begriffe und Anweisungen von Ärzten und Pflegern unklar sind. Es ist aber trotz einer Flut von medial inszenierter Aufklärung noch immer so, dass viele Patienten Hemmungen haben, nachzufragen. Obwohl sie es gerne möchten, haben sie nicht den Mut, sich nach einer ihnen verständlichen Erklärung zu erkundigen. Wenn aber Patienten doch eine Frage stellen oder auch ihre Geschichte erzählen wollen, werden sie nach kürzester Zeit unterbrochen. Das Bild vom »Gott in Weiß« sitzt noch tief in unseren Köpfen.
Ärzte sollen gerade onkologischen Patienten im Gespräch nicht ausweichen. Es ist meiner Meinung nach eine große Herausforderung – nicht nur für Ärzte übrigens –, den Unterschied zwischen Wahrheit und Wahrhaftigkeit patientengerecht zu kommunizieren. Das heißt, nicht alles, was wahr ist, muss der Patient wissen, aber es muss alles wahr sein, was man dem Patienten sagt.
Kommunikation hat nach wie vor eine unterschätzte positive Wirkung auf Heilungsprozesse. Speziell in einem hochtechnisierten Gesundheitswesen gewinnt die Kommunikation zwischen Ärzten, Pflegepersonal und Patienten ständig an Bedeutung. Obwohl die High-Tech-Medizin kontinuierlich

beachtliche Erfolge hat, werden Patienten unzufriedener und klagen immer häufiger über ein inhumanes Medizinsystem. Ärzte und Patienten haben zunehmend Verständigungsprobleme. Aus diesem Grunde sollten sich Ärzte für die Kommunikation mit dem Patienten viel mehr Zeit nehmen, was aber leider von den Kostenträgern nicht adäquat honoriert wird. Dadurch würde aber die Compliance, das heißt die aktive Mitwirkung der Patienten, wesentlich gefördert werden. Pflege und Behandlung kann auf dieser Grundlage als bedeutsamer zwischenmenschlicher Prozess verstanden werden. Fordern Sie daher Gespräche über das Thema Compliance, über Nebenwirkungen und Arzneimittelinteraktionen und über die Möglichkeiten einer psychischen Betreuung ganz bewusst ein, am Besten humorvoll.

Die Fähigkeit »Humor« und Kommunikation lässt sich bei jedem Menschen fördern, verlangt aber viel Fingerspitzengefühl. Die vom amerikanischen Psychotherapeuten und Begründer der »Klientenzentrierten Gesprächspsychotherapie« Carl Rogers postulierten Grundhaltungen »Einfühlungsvermögen«, »Echtheit« und »Wertschätzung« sind für den Umgang mit Humor geradezu unabdingbar, denn nur eine wohlwollende Einstellung zum Patienten erlaubt es, konstruktiv humorvolle Bilder und Fantasien zu entwickeln. Entscheidend ist neben der Qualität des Humors besonders die Fähigkeit, flexibel auf den Patienten einzugehen. Die Auswirkungen einer positiven und humorvollen Kommunikation sind sowohl für Patienten, aber auch für alle Angehörigen der Heil- und Pflegeberufe nur von Vorteil und außergewöhnlich heilsam. Warum?

- Patienten sind viel offener für die Behandlung.
- Alle am Genesungsprozess Beteiligten sind sicher optimistischer, was Ärzten und Patienten gut tut.

- Ärzte bekommen genauere Informationen von Patienten, was die Erstellung einer präzisen Diagnose und die Behandlung erleichtert.
- Das Vertrauen der Patienten wird wesentlich verbessert und dadurch der Widerstand gegen Therapie- und Behandlungskonzepte erheblich reduziert (Compliance).
- Patienten verstehen ärztliche Anweisungen besser und befolgen sie häufiger.
- Das Problemlöseverhalten von Patienten, Ärzten und Pflegern wird gefördert.

Die Vorteile einer positiven Beziehung zwischen Ärzten, Pflegepersonal und Patienten sind mittlerweile allgemein bekannt, werden aber in der Praxis nach wie vor zu wenig umgesetzt. Ärzte und Pflegepersonal stehen unter großem psychischen und physischen Druck: einerseits durch die Erwartungshaltung von Patienten und Angehörigen auf bestmögliche Betreuung und Heilung, anderseits durch Zeitdruck, Arbeitsbedingungen und wegen einschneidender Kürzungen der Budgets etc. Ärzte sind täglich mit Hoffnung und Hoffnungslosigkeit, Ängsten, Leid und Tod konfrontiert und arbeiten deshalb unter hohem Stresspegel. Die Kommunikation zwischen Ärzten und Patienten ist besonders oft in der Anfangsphase der Arzt-Patienten-Beziehung oder in aussichtslosen Fällen stark von Abwehr beeinflusst. Daher ist es wichtig, ein Klima zu schaffen, in dem sich Ärzte und Patienten gleichermaßen verständlich mitteilen können. **»Es gibt eine Vernunft des Herzens, die der Verstand nicht kennt**, sagte Blaise Pascal. Aber der Patient versteht sie sicher!
Kennen Sie vielleicht den sehr berührenden Film mit dem deutschen Titel »Der Doktor – Ein gewöhnlicher Patient«, in dem die Wandlung eines gefühlskalten Chirurgen zum

mitfühlenden Arzt eindrucksvoll gezeigt wird? Unzählige, erfolgreich durchgeführte Operationen zeichnen die steile Karriere des jungen Arztes Dr. Jack MacKee aus, der von Oscar-Preisträger William Hurt wunderbar dargestellt wird. Während er operiert, singt er, wirkt geradezu vergnügt, gibt ein paar sarkastische Bemerkungen von sich und im Handumdrehen ist der schwierigste Eingriff komplikationslos vorbei. MacKee ist ein brillanter, aber auch gefühlloser Chirurg. Eines Tages wird ihm bei einer Untersuchung die Diagnose Krebs mitgeteilt. Nun wird er selbst zum ersten Mal in seinem Leben durch die erbarmungslose und zum Teil unmenschliche Maschinerie des Krankenhauses geschleust, in der er selbst seine Patienten nicht als Menschen, sondern als Fälle behandelt hat. Jetzt ist er an Krebs erkrankt und es geht ihm schlecht. Und er verlangt nun von den Pflegern und Ärzten Verständnis und Mitgefühl. Während der Chemotherapie trifft Jack immer wieder die krebskranke June und sie geben sich gegenseitig Hoffnung und auch Liebe. June stirbt aber noch vor der Operation. Für Jack fängt nach der gelungenen Entfernung des Tumors ein neues Leben an, sein Selbstbild als Arzt ist ein anderes geworden.

»Behandle jeden so, wie du selbst behandelt werden möchtest.« (Konfuzius)

Ich möchte geglückte Arzt-Patienten-Beziehungen keinesfalls in Frage stellen, auch die gibt es. Ich glaube aber generell sagen zu können, dass die Beziehung zwischen Arzt und Patient in einer Krise steckt. Immer mehr wandelt sich das Bild des Arztes zum »Körpermechaniker«, der Krankheiten jedweder Art – und das möglichst schnell – zu reparieren oder, wie es auch vielfach genannt wird, zu besiegen hat.

Ein Wort möchten wir an Kollegen richten, falls diesen unser Buch in die Hände fällt: Wir Ärzte, Therapeuten und alle, die in den Pflegeberufen arbeiten, sollten in jeder Situation Hoffnung vermitteln, keine unrealistischen Hoffnungen, keine falschen Heilsversprechen, aber **HOFFNUNG**. Außerdem muss sich Hoffnung auch auf andere Ziele als die Heilung beziehen. Besserung, Stabilisierung des körperlichen Zustandes, die Matura des Sohnes oder die Geburt des Enkels zu erleben, eine Reise zu machen etc. Und wagen Sie es, sich einzulassen auf den Patienten, seine Fragen, seine Nöte. Zuhören und Beruhigen erspart eine Menge Medikamente und Komplikationen. Lachen mit dem Gegenüber fördert das Vertrauen und die Zusammenarbeit. Es ist ganz gut, sich zwischendurch immer wieder einmal zu fragen, ob man seinem Kind oder sich selbst dieselbe Behandlung angedeihen lassen würde. Wenn ja, dann ist sie richtig.

Die Bereitschaft zur Zusammenarbeit mit anderen Ärzten und Therapeuten dient dem Wohl des Patienten. Das Bewusstsein, dass wir nicht heilen, sondern die Heilung nur fördern können, ist wichtig und bewahrt uns vor Selbstvorwürfen, wenn wir einmal nicht mehr helfen können. Und – fordern wir alle gemeinsam doch endlich von unseren Gesundheitspolitikern eine Aufwertung des ärztlichen Gesprächs. Nicht nur Apparate sind wichtig und kosten Geld. Die Zeit, die wir unseren Patienten widmen, ist sogar noch wichtiger und macht die Medizin erst menschlich.

*

Ich bleibe noch so lange, bis meine Mutter in den Operationssaal gebracht wird, bei ihr. Offensichtlich hat sie etwas Beruhigendes bekommen, ich beneide sie in diesem Moment darum. Und dann, welch ein Glück, kommt »Doc Dog« des

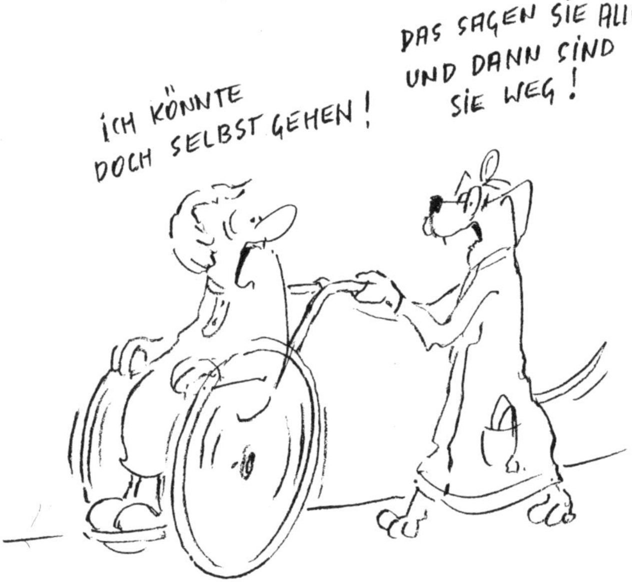
ICH KÖNNTE DOCH SELBST GEHEN!
DAS SAGEN SIE ALLE UND DANN SIND SIE WEG!

Weges. »Eigentlich bräuchte ich gar nicht in diesem Bett zu fahren, ich könnte ruhig gehen«, sagt meine Mutter, zwar etwas verlangsamt, aber dennoch bestimmt zu ihm. »Das sagen sie alle, aber dann sind sie weg und wir können sie im ganzen Haus suchen.« Und während er das sagt, lacht er herzlich. »Aber ich will ja weg, nichts wie weg, und zwar sofort!« – »Sie sind wirklich eine sehr selbstbewusste Patientin«, hebt er lobend hervor, während sich zwei Flügeltüren wie von Gespensterhand automatisch öffnen und sich ebenso majestätisch wieder schließen. Ich bleibe davor noch eine Weile stehen, angewurzelt wie dereinst die Witwe Polte. Nach einiger Zeit kommt »Doc Dog« heraus und sagt: »Ich denke, Sie sollten einen Kaffee trinken gehen.«

11. Welcher Patiententyp sind Sie?

Nach dem ersten Schock der Diagnose beginnt für die meisten Patienten der ganz normale Albtraum im Alltag eines Krankenhausbetriebes. Es ist nicht nur das mangelnde Einfühlungsvermögen mancher Ärzte in ihre Patienten, sondern auch Fehlinformationen und Missverständnisse in Bezug auf die Wahl und Dauer der Therapie. Machen Sie nur ja nicht den Fehler und resignieren Sie. Suchen Sie gegebenenfalls nach anderen Wegen für Hilfe und vor allem für emotionale Unterstützung. Sehr hilfreich kann dabei auch das Internet sein, wo Sie auf vielen Webseiten neueste Behandlungsmethoden, aktuelle Studien und Berichte anderer Erkrankter finden können. Falls Sie im Umgang mit dem Internet nicht so versiert sind oder keines haben, ist das eine gute Möglichkeit, mit gleichgesinnten Patienten Kontakte zu schließen. Ja, so komisch das jetzt klingen mag, auch die Patientenrolle will gelernt sein, und der Weg zum selbstbewussten Patienten ist oft schwierig, aber er lohnt sich.

Sind Sie ein selbstbewusster Patient? Grob gesprochen gibt es drei Arten von Patienten: den traditionellen, den angstvoll-ablehnenden und den selbstbewussten oder außergewöhnlichen Patienten.

• Der traditionelle Patient ist unserem Gesundheitssystem eher angenehm, weil er sich brav verhält und keine Extrawürste verlangt. Er lässt sich am liebsten von einem »Gott in Weiß« behandeln, dem er ob seines Titels oder der Honorarhöhe großen Respekt zollt. Diesem »Gott« vertraut er seine Gesundheit an. Meist überhört dieser Doktor zwar die leise geäußerten Einwände und Wünsche, da er sowieso weiß, was

das Beste für seinen Patienten ist. Sein Wort ist Gesetz und der Patient ist sehr bemüht, ihn nicht zu enttäuschen, was aber oft erfordert, Beschwerden zu verheimlichen oder ganz wichtige Fragen gar nicht erst zu stellen.
Eduard, 69 Jahre alt, antwortete mir auf die Frage, warum er denn für eine Infusion von einer Stunde immer zwei Tage Krankenhausaufenthalt mit beschwerlicher Anfahrt in Kauf nehme: »Wissen Sie, ich trau mich nicht, dem Herrn Professor zu sagen, dass ich die Therapie lieber hier in der Ordination bei meinem Arzt weitermachen würde, sonst fürchte ich, behandelt er mich nicht mehr im Krankenhaus, wenn ich es brauche.«
Helene, eine 48 Jahre alte Hausfrau: »Mir geht's nach der Behandlung seit einigen Tagen nicht gut.« – »Wissen Ihre Ärzte im Krankenhaus Bescheid?«, forsche ich nach. »Nein, dort sag ich nichts mehr davon. Erstens betreut mich jedes Mal ein anderer, den ich wieder nicht kenne, und zweitens wurde mir die letzten beiden Male geantwortet: ›Das gibt's nicht.‹«
Solche oder ähnliche Aussprüche von bedauernswerten Patienten machen mich wütend auf dieses oft unmenschliche System, aber den Patienten erzähle ich dann folgende Geschichte: Der Doktor spricht: »Frau Müller, es tut mir schrecklich leid, Ihnen sagen zu müssen, dass Ihr Mann soeben von uns gegangen ist.« Die Frau bricht in Tränen aus. Vom Krankenbett hört man die schwache Stimme ihres Mannes: »Aber ich lebe doch noch!« Seine Frau wendet sich erbost zu ihm und sagt: »Sei still, der Doktor weiß das besser als du!«

Vertrauen wirkt heilsam. Falscher Autoritätsglaube nicht.

• Der angstvoll-ablehnende Patient verweigert, aus welchem Grund auch immer, Therapien oder fürchtet sich, den Tatsachen ins Auge zu sehen. Meist findet man eine Kombination von beidem. Dies birgt die Gefahr, dass er wertvolle Zeit verstreichen lässt und zu spät mit Behandlungen beginnt. Sanfte Methoden wie Homöopathie können bei Krebs heilend wirken, solange der Körper noch nicht zu geschwächt ist. In einem späten Stadium wirken sie nur noch lindernd. Außerdem nimmt der Patient sich die Möglichkeit, effektive schulmedizinische Therapien rechtzeitig zu erhalten. Schade! Ich bin der Überzeugung, man sollte immer, und erst recht bei ernsten Erkrankungen wie Krebs, aus dem gesamten ganzheitlichen Therapieangebot die bestmögliche Behandlung wählen.

Ich erinnere mich an Anna-Maria: »Den Knoten in der Brust habe ich schon längere Zeit. Nein, ich brauche keine Therapie, ich fahre regelmäßig zu einer Freundin, wir meditieren ihn weg.« Auch genauere Untersuchungen lehnt sie ab. Monate später, als sie endlich dazu bereit ist, hat sich der Tumor bereits gewaltig ausgebreitet, sodass eine Operation oder Bestrahlung nicht mehr möglich, homöopathische Behandlung nur noch unterstützend und eine Chemotherapie die letzte Hoffnung ist. Doch auch diese kommt zu spät. Der Organismus ist schon zu sehr geschwächt.

Natürlich, manch einer hat es geschafft, allein durch mentale Techniken, Gebet und Glauben gesund zu werden. Es heißt ja: Der Glaube kann Berge versetzen. Aber der Glaube muss in diesem Fall wirklich riesengroß, vertrauensvoll und angstfrei sein. Vielleicht kennen Sie die Geschichte vom Bischof, der in einen Sumpf gerät und bis zu den Hüften versinkt. Als die Feuerwehr vorbeifährt und ihn herausziehen will, lehnt er ab und ruft: »Mir hilft Gott.« Er sinkt weiter bis zur Brust.

Als die Polizei vorbeikommt und ihm helfen will, lehnt er wieder ab mit den Worten: »Mir hilft Gott!« Schließlich steckt er bis zum Hals im Schlamm, als die Rettung auftaucht und sich anschickt, ihn zu bergen. Wieder wehrt er ab: »Mir hilft Gott!« Zuletzt versinkt er zur Gänze und seine Seele gelangt vor Gottes Angesicht. Dort klagt er den Herrn an: »Ich habe zu dir gebetet und dir vertraut und du hast mir nicht geholfen!« Worauf Gott sagt: »Was willst du? Ich habe Feuerwehr, Polizei und Rettung geschickt, aber du hast dir nicht helfen lassen!«

Nehmen Sie die Hilfen, die sich bieten, in Anspruch!

• Der selbstbewusste oder außergewöhnliche Patient, wie ihn Dr. Bernie Siegel in seinem Buch »Prognose Hoffnung – Liebe, Medizin und Wunder« nennt, ist unserem Gesundheitssystem eher lästig. Er möchte die Verantwortung für sein Leben und seine Behandlung mit übernehmen, wissend, dass es um ihn selbst geht, dass er mit den Therapien leben muss. Seine Ärzte und Therapeuten respektiert er als Fachleute, die ihm gegen entsprechendes Honorar Zeit und Wissen zur Verfügung stellen. Meist holt er mehrere Meinungen ein, bevor er seine Entscheidung trifft. Er nützt das Prinzip der freien Arztwahl und überlegt genau, ob er im Krankenhaus, in einer Ordination oder zu Hause behandelt werden möchte. Denn die meisten Behandlungen, jedoch nicht alle, kann man auch außerhalb einer Krankenanstalt durchführen.
Er entscheidet mit, wo er kann, wo es nicht geht, hat er Vertrauen, aber, wie schon gesagt, keinen falschen Autoritätsglauben. Er stellt Fragen, äußert seine Bitten und Zweifel – und er schiebt die Statistiken beiseite und sagt: Schauen wir

einmal, ob ich nicht die Ausnahme bin. Diese geteilte Verantwortung erhöht die Qualität der Zusammenarbeit. Je wohler der Patient sich fühlt rund um seine Behandlung, desto häufiger gibt es Therapieerfolge. Man hat bessere Heilungschancen beobachtet, wenn der Patient in die Entscheidungsfindung eingebunden ist und die Therapie bewusst mitträgt – sich also nicht als Opfer fühlt.

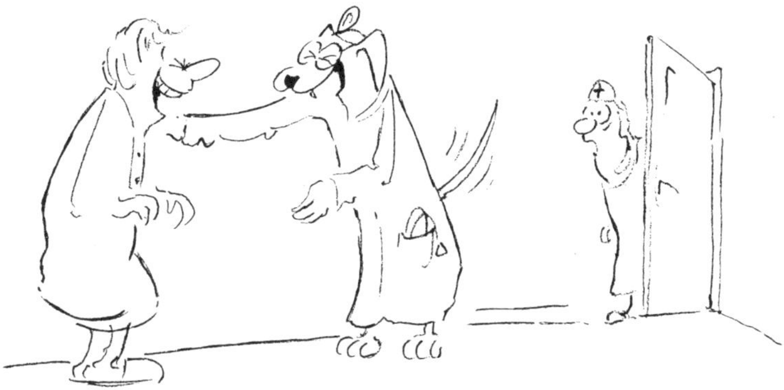

Der selbstbewusste, außergewöhnliche Patient ist den anderen eine Nasenlänge voraus. Übrigens: Eines seiner Merkmale ist Humor!

Ganz egal welcher Typ von Patient man ist oder sich entschließt zu sein, generell sollte Ihnen bewusst sein: Kein Arzt heilt. Ein Arzt kann Heilung lediglich unterstützen. Medikamente und Therapien sind Hilfen für unseren Organismus, gesund werden muss er selber. Die medizinischen Methoden ändern sich außerdem ständig. Laufend gibt es neue Erkenntnisse oder werden alte wieder entdeckt und wir können nur aus dem schöpfen, was wir momentan zur Verfügung haben. »Tut Ihre linke Schulter immer noch so schrecklich weh?«

– »Und wie, Herr Doktor!« – »Na, dann sollten Sie es einmal mit heißen Umschlägen versuchen.« – »Aber unlängst haben Sie doch gesagt, dass ich kalte Umschläge machen soll!« – »Das war unlängst – inzwischen hat die Wissenschaft ja schon wieder riesige Fortschritte gemacht.«

Es wechseln ärztliche Methoden
Beinahe so wie Damenmoden.
Was gestern galt, das wird als Wahn
Gewiss schon heute abgetan.
(Eugen Roth)

Wenn Sie sich als eine »Mischform« von allen drei Möglichkeiten fühlen, auch kein Problem. Meine Mutter ist eine solche »Mischung« – nicht immer ausgewogen – und nicht immer zur Freude ihrer Behandler, überhaupt wenn sie selbstbewusster Patient ist. Aber **sie** kommt damit bestens zurecht.
Die Entwicklungen in der Medizin sind wirklich beeindruckend und ich denke immer wieder mit einer gewissen Sehnsucht an einen alten »Star-Trek«-Film, in dem die Besatzung der »Enterprise« in die Vergangenheit fliegt, in das Jahr 1986 oder so, und der Arzt »Pille« auf der Flucht vor Verfolgern in einem Krankenhaus einer Krebspatientin begegnet. Auf seine Frage, was denn in ihrer Infusion sei, antwortet diese: »Chemotherapie.« Worauf »Pille« entsetzt ausruft: »Was, dieses altmodische Zeug?«, und ihr sein handliches Therapiegerät an den Hals setzt, es macht »piep, piep« und sie ist gesund. Wer weiß, was die Zukunft tatsächlich noch alles bringt? In der Gegenwart ist allerdings nach wie vor die Früherkennung ein sehr wichtiger Faktor für den Verlauf einer Erkrankung.

12. Macht Humor wirklich gesund?

»Die verborgene Quelle des Humors ist nicht Freude, sondern Kummer.«
(Mark Twain)

Wieder einmal sitzen wir in der roten Wartezone, die Fäden werden heute entfernt. »Doc Dog« kommt zufällig vorbei. »Ist doch alles gut gegangen«, sagt er freundlich wie immer. Und er bleibt stehen, wechselt ein paar Worte mit uns. Die Operation meiner Mutter ist tatsächlich gut verlaufen. Der Krebs war noch nicht so tief in den Knochen gefressen, der Gaumen und der Kieferknochen konnte dadurch größtenteils erhalten werden. »Gut, dass Sie so früh gekommen sind«, sagte »Doc Dog«. Alle Nachuntersuchungen haben bis jetzt keine besorgniserregenden Befunde gebracht. Das Leben hat sich normalisiert, alles scheint zu sein, wie es immer war, obwohl eigentlich alles anders ist. Fragen Sie mich bitte nicht, wie anders, ich weiß es nicht. Aber es ist anders.

*

Bei einem meiner Vorträge hat mir eine Dame, die an Brustkrebs erkrankt war, folgende Worte gesagt: »Immer wenn ich das Gefühl hatte, man erkennt vielleicht, dass man mir die Brust abgenommen hat, und man lacht mich deswegen aus, sage ich mir: Ihr lacht über mich, weil ich anders bin. Ich lache aber über euch, weil ihr alle gleich seid. Und zu meinem

Krebs habe ich gesagt: Wer den Feind umarmt, macht ihn bewegungsunfähig. Und mit diesen beiden Imaginationen lebe ich seit 18 Jahren ohne Angst und ich bin trotz der Krankheit ein humorvoller Mensch geblieben und das hat mich gestärkt. Nicht mein Verstand, sondern der Glaube an das Gute hat mir dabei geholfen.«

Das Bessere
Ein Mensch denkt logisch, Schritt für Schritt.
Jedoch er kommt nicht weit damit.
Ein andrer Mensch ist besser dran:
Er fängt ganz schlicht zu glauben an.
Im Staube bleibt Verstand oft liegen –
Der Glaube aber kann auch fliegen!
(Eugen Roth)

Der humorvolle Mensch ist sich der Situation absolut bewusst, resigniert nicht und lässt sich dadurch von der Realität nicht kränken. Was kränkt, macht krank. Er ist trotzig gegen seine Schwierigkeiten, ohne dabei die Wirklichkeit zu leugnen. Das Lachen gehört seit Jahrtausenden in vielen Kulturen zum festen Bestandteil in der medizinischen Therapie.
Ob bei den neuseeländischen Maori, den nordamerikanischen Sioux oder den australischen Aborigines. Der schamanische Clown gilt als Heiler, denn er verbannt die Traurigkeit und trägt auf diese Weise zur Gesundung des Kranken bei. Aber auch in buddhistischen Kulturen hat Lachen eine Tradition. Bis ins späte 19. Jahrhundert herrschte auch in Europa der Glaube an die Heilkraft des Lachens vor, die dann tonangebende Schulmedizin verstand jedoch lange keinen Spaß, eigentlich bis heute. Erst in den 70er-Jahren des vorigen Jahrhunderts beschäftigte man sich wieder wissenschaftlich mit der heilsamen Wirkung des Lachens.

Humor hat also in der Medizin immer eine Rolle gespielt. Das lateinische Wort »humores« war schon ein Begriff in der Medizin der Antike. Damit bezeichnete man alle Körpersäfte wie Galle, Blut und Schleim. Die Mediziner damals waren der festen Überzeugung, dass eine ausgewogene Mischung dieser Lebenssäfte die wichtigste Grundlage für einen gesunden Körper ist. Heute wird der Humor ausschließlich der Psyche zugeordnet, was einer ganzheitlichen Sicht aber widerspricht.

»Der Humor, dessen Wurzeln wir doch im Allgemeinen ganz klar im Psychologischen und Emotionalen suchen, hat eine enge Verbindung mit dem physiologischen Zustand des Körpers.« (Raymond A. Moody)

Humor ist vor allem nicht etwas, was man hat oder nicht hat, Humor können Sie erlernen. Mit dem methodischen Humortraining in der Humortherapie werden hervorragende Therapieerfolge erzielt. Eine der Übungen ist zum Beispiel, auch in schwierigsten Situationen noch etwas Komisches zu finden. Durch Übertreibungen oder paradoxe Gedanken kann man Probleme ins Lächerliche ziehen und dann sogar darüber lachen. Das gemeinsame Lachen von Patienten mit dem Therapeuten trägt viel dazu bei, dass sich einsame oder von der Krankheit belastete Menschen viel besser fühlen, denn man kann immer nur eine Emotion, aber nicht zwei gleichzeitig spüren. Sie erinnern sich noch an Inge, die meiner Mutter erzählte, dass sie beim ersten Mal im Krankenhaus fast gestorben wäre vor Angst, aber auch eine unbeschreibliche Wut auf alles und nichts hatte. »Und das war aber meine Rettung, denn wenn die Wut da war, war die Angst weg und umgekehrt«, erzählte sie uns. Besonders durch Lachen wird das negative Denken in den Hintergrund gedrängt. Das ist auch in der Gruppentherapie der Fall, denn zusammen mit anderen Menschen Freude zu empfinden hat eine verbindende Wirkung. Der Patient soll für einige Zeit Krankheit und Leid vergessen können, sein Überlebenswille wird gestärkt und damit soll der körperliche und seelische Genesungsprozess unterstützt werden. Patienten haben dann wieder genügend Kraft, den Kampf gegen die Krankheit aufzunehmen. **»Wer Spaß versteht, versteht den Ernst des Lebens besser als andere.«** (Ernst Ferstl)

Warum haben wir aber solche Berührungsängste mit Humor? Das Mittelalter ist längst vorbei, da war es noch verboten, auf öffentlichen Plätzen zu lachen. Oder leben wir inmitten der Spaßgesellschaft nach wie vor diesbezüglich im Mittelalter? Ich denke, mit dem Schuleintritt beginnt der »Ernst des Lebens« – zumindest wird das nach wie vor behauptet. Da ich öfter in Schulen Vorträge halte, kann ich das bestätigen. Spätestens ab diesem Zeitpunkt werden wir dazu erzogen, auf Selbstkontrolle, Zurückhaltung, Distanziertheit und Reputation besonders Wert zu legen. Kinder lachen bis zu 400-mal am Tag, Erwachsene nur mehr 10- bis 15-mal. Humor und Lachen sind aber geeignete Mittel, sich von den Zwängen eines belastenden Denkens zu befreien und dadurch zu einer veränderten Sichtweise zu gelangen. Humor, und das erscheint mir wesentlich, ist eine erlernbare Fähigkeit. Und Sie sollten bei sich selbst beginnen, diese heilsame Kraft zu erfahren und in den Genesungsprozess zu integrieren.
Lachen beflügelt Körper, Geist und Seele. Die positiven und spürbaren Auswirkungen sind Stressreduktion, die Stärkung des Atmungs-, Verdauungs- und Kreislaufsystems und das Erleben von Glücksgefühlen. Selbst unter größten Belas-

tungen lösen sich auf diese Weise Verspannungen. Wer die Mundwinkel nach oben zieht, richtet sich automatisch – innerlich wie äußerlich – auf und vermeidet dadurch eine traurige Grundhaltung. Es gibt eine Szene bei den »Peanuts«, Sie kennen vielleicht die Geschichten rund um Snoopy und Charly Brown: Charly Brown ist deprimiert und steht in einer gebückten Haltung, die Schultern hängen tief herunter, die Brust ist eingefallen. Lucy kommt vorbei und fragt: »Hey Charly, warum stehst du so da?« – »Weil ich depressiv bin«, antwortet Charly fast tonlos. »Und deswegen stehst du so da?« Charly richtet sich auf, steht kerzengerade vor Lucy und sagt plötzlich mit fester Stimme: »So habe ich auch probiert, depressiv zu sein, aber so geht das nicht.«

Selbst gegen Kopfschmerzen, Schlaflosigkeit und Verstopfung soll Lachen helfen. Dass Lachen wirklich heilsam ist, hat die Forschung längst nachgewiesen. Die Gelotologen, die Lachforscher, beobachten im Lachen den Ausdruck einer naiven Lebensfreude und das Urvertrauen zum Leben schlechthin. Der großen psychischen wie physischen Anspannung folgt eine tiefe Entspannungsphase.

Emotionen sind für unser geistiges Leben das, was für den Körper das Immunsystem ist. Sie haben mehr oder weniger dieselbe Funktion, sie sollen nämlich das zulassen, was uns gut tut, und vor allem das abwehren, was uns bedroht. Es ist heute in der Krebsbehandlung vielen Menschen klar geworden, dass Geist und Körper, Verstand und Gefühl für ein ganzheitliches Menschenbild eine untrennbare Einheit sind.

In jeder Sekunde unseres Daseins durchfließen uns Gefühle und wir werden von Emotionen geleitet. Es ist unbestritten, dass trotz all der imponierenden Geistesleistungen vorwiegend Gefühle und Emotionen unser Leben steuern. Und erst wenn wir ihre Botschaften genau verstehen und richtig deuten, kann und wird unser Genesungsprozess besser gelingen. Wir haben es leider verlernt, auf unsere innere Stimme zu hören, ganz egal ob die Seele eindeutige Botschaften sendet, denn in unserem materialistischen Weltbild hat die Seele keine Existenzberechtigung mehr. Und doch existiert sie, das spürt man sehr deutlich, wenn sie krank ist, wenn sie leidet, wenn sie sich nicht auf den Heilungsprozess des Körpers harmonisch einstimmt.

Bisher vertraten Wissenschaftler die Meinung, das Gehirn sei spätestens nach der Pubertät »ausgewachsen«. Das ist aber falsch, denn die Hirnforschung beweist, dass sich Schaltkreise des Gehirnes ständig verändern und Nervenzellen neu verknüpfen. Erst vor kurzer Zeit konnte eindrucksvoll nachgewiesen werden, dass auch das Gehirn von erwachsenen Menschen veränderbar ist und dass Gedanken und Emotionen für diese »Umgestaltung« verantwortlich sind. **»Alles, was wir sind, sind wir durch unsere Gedanken.«** (Buddha) Man kann diese Veränderungen unter der Schädeldecke durch dafür geeignete Instrumente sogar sichtbar machen. Diese Entdeckung macht unter allen Umständen Mut, denn es ist nie zu spät, wieder mit dem Lachen zu beginnen und sich mehr auf seine positiven Gefühle einzulassen.

Eine humorvolle Sichtweise entlarvt nämlich unsere negativen Einstellungen, die von einer feindseligen Haltung dem Leben gegenüber nur bisweilen oder gar nicht wahrgenommen werden können. Und diese negativen Einstellungen wirken sich absolut ungünstig auf den Krankheitsverlauf aus. Humor sensibilisiert auf eine spontane Weise, neue Zusammenhänge zu erkennen, und kann dadurch zu einem notwendigen Perspektivenwechsel beitragen. Eine unnachgiebige bis gar nicht veränderbare Perspektive schränkt sowohl Handeln als auch Denken derart ein, dass eine ganzheitliche Heilung kaum mehr möglich ist. »**Probleme kann man niemals mit derselben Denkweise lösen, durch die sie entstanden sind.**« (Albert Einstein)

Was sich in vielen Untersuchungen eindeutig zeigte, ist, dass Entspannung zu den wichtigsten Maßnahmen im Kampf gegen die Folgen von krankmachendem Stress gehört. Lachen und Humor ist Entspannung pur und das fördert eine positive Haltung gegenüber den scheinbar unumstößlichen Regeln und Normen, die für viele von uns so kränkend sein können – und was kränkt, macht krank. Aber in der Phase der Entspannung können starre Verhaltensmuster durch flexiblere viel einfacher ersetzt werden. Positive Emotionen wie Freude, Heiterkeit oder Lachen versetzen uns in einen homöostatischen, das heißt ausgeglichenen Zustand und bewirken dadurch eine Harmonisierung von Geist, Körper und Seele.

Interessant ist eine Studie von Esther Sternberg, vom Institute of Mental Health in Bethesda, Maryland, die an Hand von Blutanalysen zeigte, dass Lachen Stresshormone abbaut. Lee Berk von der Loma Linda University in Kalifornien dokumentierte nicht nur die Wirkung der Vorfreude, sondern auch dass während und nach heftigen Heiterkeitsausbrüchen die Aktivität der natürlichen Killerzellen sowie der Immunglobuline – und damit zwei wichtige Elemente des Immunsystems – deutlich ansteigen.

Warum lachen wir eigentlich? Die Grundeigenschaft ist angeboren, aber niemand weiß das bis jetzt ganz genau. Jetzt hat der Radiologe Dean K. Shibata von der University of Rochester Orte im Gehirn lokalisiert, die auf Witz und Komik ansprechen. Die medizinische Bedeutung des Humors und des Lachens ist trotz vieler Spekulationen noch immer nicht restlos erforscht, obwohl Humor durch die gesamte

Geschichte der Medizin als Heilmittel gegen Resignation und Hilflosigkeit empfohlen wird.
Besonders im vorigen Jahrhundert erkannte die Wissenschaft die äußerst positive Wirkung von Humor und Lachen auf Psyche und Körper, weil dadurch den Menschen eine ganz besondere Zuwendung entgegengebracht wird. Über Humor und Lachen und all die positiven und negativen Facetten wie Komik, Witz, Sarkasmus, schwarzer Humor etc. gibt es seit der Antike viele Abhandlungen – philosophische und mittlerweile auch wissenschaftliche. Ich setze Ihr Einverständnis voraus, Humor als »heilsamen Humor« zu verstehen und Lachen als einen Ausdruck der Freude.
In seinem Buch »Der Witz und seine Beziehung zum Unbewussten« war für Sigmund Freud der Witz die Relativierung zum Leid und ein Königsweg zum Unbewussten. Bei Alfred Adler, Viktor Frankl, Paul Watzlawick, später Michael Tietze und Willibald Ruch, Erwin Neuwirth etc. spielt Humor eine große Rolle in der Therapie. Aber auch viele Philosophen haben uns immer wieder dazu ermahnt, eine Kultur der Freude zu entwickeln, um der Seelennot etwas entgegenzuhalten. Und es geht genau um diese Relativierung zum Leid, das im Falle einer Krebserkrankung oft überdurchschnittliche Dimensionen annehmen kann. Wir Menschen haben von der Natur eine wunderbare Möglichkeit mitbekommen. Wir können lachen. **»Wenn ein Tier einen tiefen Schmerz fühlt, dann schreit es. Der Mensch – als einziges Lebewesen dieser Erde – hat noch eine zweite Möglichkeit: Er kann lachen.«** (Scholem Alejchem)
Denken Sie zum Beispiel an den »Leichenschmaus« nach einem Begräbnis, wo oft herzlich gelacht wird. Und das ist durchaus nicht pietätlos, sondern hat eine wichtige Funktion, um mit so belastenden Situationen und der Trauer besser um-

zugehen zu können: **»Der Heitere ist Meister seiner Seele«**, sagte Shakespeare. Sehr belastend empfinden daher manche Patienten, dass man den Humor krankheitsbedingt zeitweise verlieren kann, das ist vor allem bei körperlichen Leiden mit langfristigen Beeinträchtigungen und hier insbesondere bei Schmerzpatienten der Fall.

Lachen reduziert ganz einfach viele negative Effekte des Lebens, ist ein Energiespender und ein durchaus geeignetes Mittel zur Steigerung des allgemeinen Wohlbefindens, denn es entspannt uns sofort. Die Neurowissenschaften belegen, dass im Menschen ein System für Euphorie, Lust und Freude existiert, das wir durch bewusstes Üben stärken können, denn wir sind auch für positive Gefühle programmiert. Übrigens: Es kommt nicht darauf an, wie man lacht, ob schallendes Gelächter, wo man sich vor Freude auf die Schenkel klopft und sich den Bauch hält, oder einfach ein herzliches Lächeln, das ungeniert die eigene Freude spiegelt – der erlösende Effekt ist der gleiche. Wer aber ständig sein Lachen unterdrückt, weil Erziehung oder gesellschaftliche Normen und vor allem Vorurteile im Vordergrund stehen, der handelt eigentlich unverantwortlich gegen sich selbst.

Dr. Henry Rubinstein beschreibt in seinem Buch »Die Heilkraft Lachen« Untersuchungen, die Beweise dafür erbrachten, dass Lachen eine Muskelentspannung bewirkt, dass es ein höchst wirksames Mittel für den Stressabbau im Allgemeinen und gegen Angst im Besonderen ist. Zur Stärkung des körperlichen Immunsystems gelten Vitamine und Spurenelemente als Klassiker, zur Stärkung des psychischen Immunsystems sind Lachen, Humor und Fantasie die wahren Wundermittel. **»Die Fantasie tröstet die Menschen über das hinweg, was sie nicht sein können, und der Humor über das, was sie tatsächlich sind.«** (Albert Camus) Ein Mensch, der ein intaktes psychisches Immunsystem hat, ist gegenüber negativen »Gedankenviren« resistenter. Und dadurch finden Sie in der schweren Zeit der Erkrankung so genannte »Auszeiten« von den immer wiederkehrenden negativen Denkspiralen. **»Gibt es eine bessere Form, mit dem Leben fertig zu werden, als mit Liebe und Humor?«**, fragte Charles Dickens. Und wie schaut Ihre Antwort aus?

*

An dem Tag, an dem feststand, dass es tatsächlich Krebs ist, sagte meine Mutter: »Jetzt gibt es nur eines: Humor trotz Tumor.«

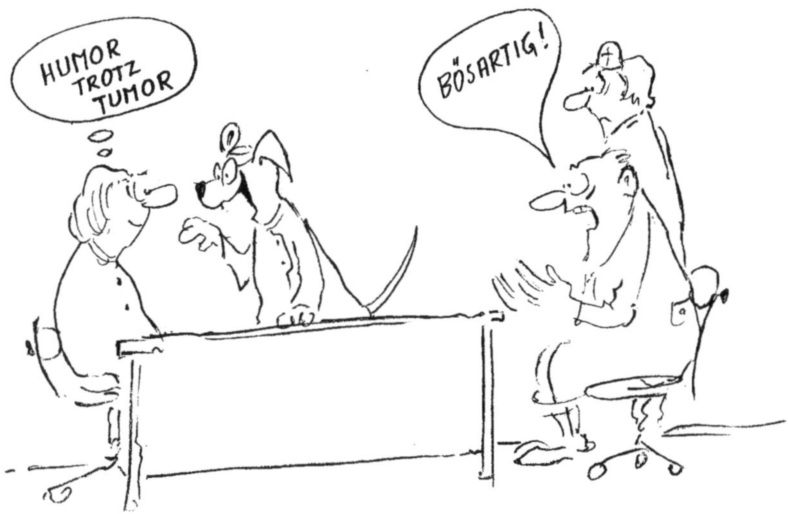

Nochmals einige wichtige Punkte zusammengefasst:

1. Akzeptieren Sie die Dinge, wie sie sind. Mit dem Akzeptieren tritt Beruhigung ein.
2. Treten Sie geistig zwei Schritte zurück, schauen Sie, was sich ändern lässt, suchen und nehmen Sie Hilfe an.
3. Haben Sie Vertrauen in eine spirituelle Kraft oder ein liebevolles Universum und vertrauen Sie sich selbst. »Die wichtigste Erkenntnis meines Lebens ist die, dass wir in einem liebenden Universum leben.« (Albert Einstein)
4. Werden Sie sich bewusst, dass wir nur auf der Durchreise sind.
5. Zu jedem Zeitpunkt Hoffnung haben: Es gibt keine falsche Hoffnung, es gibt nur Hoffnung.
6. Jede Situation von mehreren Seiten betrachten weitet den Blick. Die klassische Frage lautet: Ist das Glas halb voll oder halb leer?
7. Dankbar sein für das, was man hat, und nicht nur bedauern, was man nicht hat – das ist eine lebensverlängernde Haltung. »Ärgere dich nicht darüber, dass der Rosenstrauch Dornen hat, sondern freue dich, dass der Dornenstrauch Rosen trägt.« (Arabische Weisheit)
8. Trauen Sie sich, ein Narr zu sein! Nehmen Sie sich nicht zu wichtig!
9. Lachen, lachen, lachen. Lustige Bücher, Filme, Kabaretts etc. konsumieren, auch oder gerade wenn Ihnen nicht so ganz danach ist.
10. Spiele spielen, »Mensch ärgere dich nicht« hilft unserer Erfahrung nach gut. Riskieren Sie es dabei, auch einmal zu schummeln.
11. Lesen Sie bei ganz pessimistischer Stimmungslage die

3 Gesetze, von Murphy: 1. Gesetz: Alles, was schief gehen kann, geht schief. 2. Gesetz: Alles, was nicht schief gehen kann, geht trotzdem schief. 3. Gesetz: Was nicht schief geht, ist trotzdem schief gegangen, sieht nur anders aus.

12. Kleine Tricks anwenden: Massieren Sie z. B. die Wangen, das täuscht dem Körper Lachen vor und setzt die entsprechenden chemischen Abläufe in Gang. Asiatischer Tipp: In den Spiegel schauen, sich anlächeln, verbeugen und sagen: Ich bin großartig (mind. 2 x täglich). Verwenden Sie Zimt, Muskatnuss und Kakao, das sind Stimmungsaufheller.

Die weiteren 132 Punkte entdecken Sie mit der Zeit selbst. Wir wünschen Ihnen alles Gute, viel Liebes, viel Kraft und – trotzdem Sie vielleicht in einer schwierigen Phase im Leben sind – sehr viel Humor.

Dr. Andreas Kienzl
Dr. Karin Halbritter
Dr. Wolfgang Halbritter

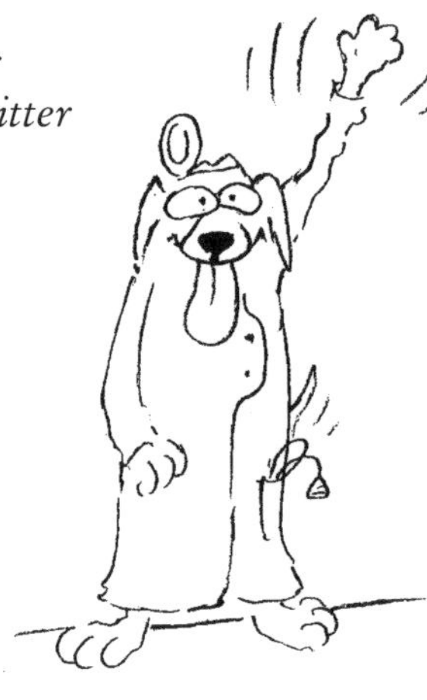

Anmerkungen

1 Persky VW, Kempthorne-Rawson J, and Shekelle RB, Personality and risk of cancer: 20-year follow-up of the Western Electric Study, Psychosom Med, 1987, 49: 435–449.

2 Burgess C, Cornelius V, Love S, Graham J, Richards M, Ramirez A, Depression and anxiety in women with early breast cancer: five year observational cohort study, BMJ 2005; 330: 702, doi:10.1136/bmj.38343.670868.D3.

3 Arnstein Mykletun, University of Bergen, Worriers more prone to cancer; New Scientist, Mai 2003.

4 Schleifer SJ, Keller SE, Bartlett JA, Eckholdt HM, Delaney BR, Department of Psychiatry, UMDNJ-New Jersey Medical School, Newark, 07103, USA. Immunity in young adults with major depressive disorder. Am J Psychiatry 1996; 153: 477–482.

5 Kroenke CH, Bennett GG, Fuchs C, Giovannucci E, Kawachi I, Schernhammer E, Holmes MD, Kubzansky LD, Depressive Symptoms and Prospective Incidence of Colorectal Cancer in Women; Am. J. Epidemiol., Nov 2005; 162: 839–848.

6 Philips DP, Feldman KA, A dip in deaths before ceremonial occasions; Some new relationships between social integration and mortality. (1973) American Sociological Review, 38, 678–696.

7 Spiegel D, Bloom JR, Kraemer HC, Gottheil E, Effect of psychosocial treatment on survival of patients with metastatic breast cancer, Lancet, 1989, 2: 888–891.

8 Greer, S, Psychological response to cancer and survival. Psychological Medicine 21, 43–49 (1991).

9 Watson M, Haviland J, Greer S, Davidson J, Bliss J, Influence of psychological response on survival in breast cancer: a population-based cohort study. (1999) The Lancet, 9187: 1331–1336.

10 Fawzy IF, Fawzy MO et al., Malignant Melanoma: Effects of an Early Structured Psychiatric Intervention, Coping, and Affective State on Recurrence and Survival 6 Years Later. (1993). Arch. Gen. Psychiatry. 50: 681–9.

11 Kissane DW, Love A, Hatton A, Bloch S, Smith G, Clarke DM, Miach P, Ikin J, Ranieri N, Snyder RD, Effect of Cognitive-Existential Group Therapy on Survival in Early-Stage Breast Cancer, Journal of Clinical Oncology, Vol 22, No 21 (November 1), 2004: pp. 4255–4260.

12 Cunningham AJ, Edmonds CV, Phillips C, Soots KI, Hedley D, Lockwood GA, A prospective, longitudinal study of the relationship of psychological work to duration of survival in patients with metastatic cancer. Psychooncology; 2000 Jul–Aug; 9 (4): 323–39.

13 Goodwin P et. al., The Effect of Group Psychosocial Support on Survival in Metastic Breast Cancer. New England Journal of Medicine, Volume 345, No. 24, pages 1719–1726 (December 13, 2001).

14 Swank D, Swank-Bordewijk S, Hop W, van Erp W, Janssen I, Bonjer H,

Jeekel J, Laparoscopic adhesiolysis in patients with chronic abdominal pain: a blinded randomised controlled multi-centre trial; The Lancet – Vol. 361, Issue 9365, 12 April 2003, pp 1247–1251.
15 Gliedman LH, Gantt, WH, Teitelbaum HA, Some implications of conditioned reflex studies for placebo research, (1957) American Journal of Psychiatry, 113, 1102–1107.
16 Gleave ME, Elhilali M, Fradet Y, Davis I, Venner P, Saad F, Klotz LH, Moore MJ, Paton V, Bajamonde A, Bell D, Ernst S, Ramsey E, Chin J, Morales A, Martins H, Sanders C, for The Canadian Urologic Oncology Group, Interferon Gamma-1b Compared with Placebo in Metastatic Renal-Cell Carcinoma; New England Journal of medicine 1998
17 Simonton OC, Auf dem Wege der Besserung, Schritte zur körperlichen und spirituellen Heilung; Rowohlt.
18. Hirshberg C, Barasch MI, Gesund werden aus eigener Kraft. Spontanheilungen aus eigener Kraft; Knaur.